GUIA DE INTERVENÇÃO PRECOCE NA DISFUNÇÃO VISUAL
Augusto Deodato Guerreiro

GUIA DE INTERVENÇÃO PRECOCE NA DISFUNÇÃO VISUAL

Augusto Deodato Guerreiro

GUIA DE INTERVENÇÃO PRECOCE NA DISFUNÇÃO VISUAL

Teoria e Prática em Educomunicação e Cultura na Família e na Sociedade

Augusto Deodato Guerreiro

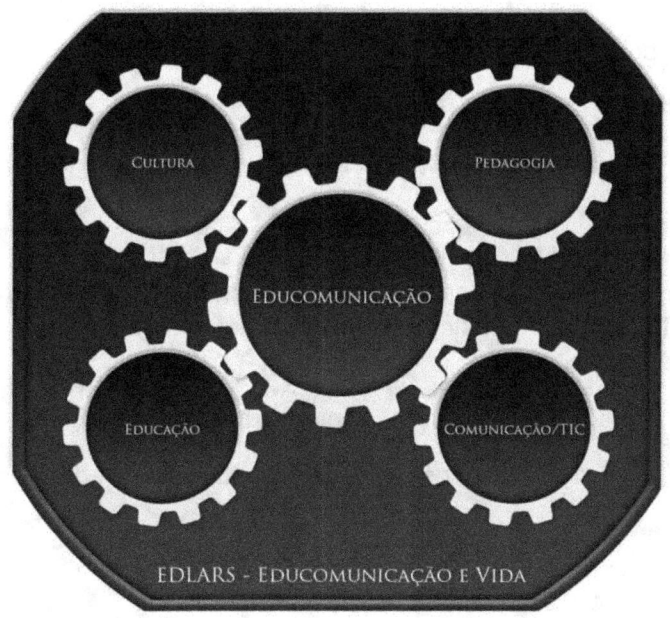

Almada/Portugal, Agosto 2018

GUIA DE INTERVENÇÃO PRECOCE NA DISFUNÇÃO VISUAL

Augusto Deodato Guerreiro

Guia de Intervenção Precoce na Disfunção Visual: Teoria e Prática em Educomunicação e Cultura na Família e na Sociedade

Augusto Deodato Guerreiro

• Agregado em Ciências da Comunicação, na Especialidade Comunicação e Cultura Inclusivas (UTAD/Portugal);

• Doutor em Ciências da Comunicação, na Especialidade Comunicação e Cultura (UNL/Portugal);

• Licenciado em História (Faculdade de Letras/UCL/Portugal).

• Professor Catedrático Agregado e Investigador na Escola de Comunicação, Arquitetura, Artes e Tecnologias da Informação (ECATI) da Universidade Lusófona de Humanidades e Tecnologias (ULHT).

• Diretor, na ECATI/ULHT,

- do Mestrado em Comunicação Alternativa e Tecnologias de Apoio;

- das Pós-Graduações em "Educação Especial - Alunos Cegos e com Baixa Visão", "Comunicação e Mediação Cultural na Cidade para Todos" e "Comunicação Inclusiva em Intervenção Precoce na Infância";

- dos Cursos de Formação Especializada em "Braille",

"Áudio-Descrição" e "Acessibilidade e Usabilidade Web/E-Learning".

Telefone 00351217515500;
E-mails: deodato.guerreiro@ulusofona.pt e mestrado.com.alternativa@ulusofona.pt

https://www.facebook.com/comunicacaoalternativatecnologiasdeapoio

Blog: deodatoguerreiro.blogspot.pt

EDLARS – Educomunicação e Vida

Almada/Portugal, Agosto 2018

FICHA TÉCNICA

Título : *Guia de Intervenção Precoce na Disfunção Visual: Teoria e Prática em Educomunicação e Cultura na Família e na Sociedade.*

Autor: Augusto Deodato Guerreiro.

Revisão Gráfica e Paginação: Maria de Lurdes Ribeiro Fernandes Guerreiro.

Editor: Augusto Deodato Guerreiro / EDLARS – Educomunicação e Vida.

Capa: Aquilino Rodrigues.

ISBN 978-1727211597

Impressão, acabamento e distribuição: CreateSpace - Amazon

Todos os direitos desta edição estão reservados por Augusto Deodato Guerreiro/EDLARS - Educomunicação e Vida, com sede em Almada, em Portugal.

E-mail: deodato.guerreiro@gmail.com

Blog: deodatoguerreiro.blogspot.pt

GUIA DE INTERVENÇÃO PRECOCE NA DISFUNÇÃO VISUAL

Augusto Deodato Guerreiro

ÍNDICE

Abstract	13
Resumo	17
INTRODUÇÃO	21
CAPÍTULO I - FUNDAMENTAÇÃO	31
I.1. O Nascimento de um Bebé Cego - A	35
I.2. O Nascimento de um Bebé Cego - B	38
I.3. O Nascimento de um Bebé Cego - C	40
I.4. O Nascimento de um Bebé Cego - D	43
I.4.1. Cego, ou invisual? - A	48
I.4.2. Cego, ou invisual? - B	49
I.4.3. Cego, ou invisual? - C	49
I.4.4. Cego, ou invisual? - D	49
I.5. Razões e Resoluções nos Desequilíbrios Pai-Mãe-Filho Cego	50
I.5.1. A modificabilidade	50
I.5.2. A aprendizibilidade	52
I.5.3. Intervenção educomunicacional precoce e inclusão	53
I.5.4. Educomunicação inclusiva	53
I.6. Intervenção Precoce	54

I.7. Teoria da Variabilidade Tiflopercepcional   57

CAPÍTULO II - DA INTERVENÇÃO PRECOCE NA INFÂNCIA DE CRIANÇAS CEGAS À SUA EDUCOMUNICAÇÃO, ORIENTAÇÃO E MOBILIDADE NA FAMÍLIA, NA ESCOLA E NA SOCIEDADE   67

II.8. Educomunicação Inclusiva em Intervenção Precoce na Infância e ao Longo da Vida, na Disfunção Visual   79

II.8.1. Escolas de Referência   83

II.8.2. Questões braillísticas e braillológicas, tiflográficas e literácitas a dominar pelos Professores com formação especializada em educomunicação especial e inclusiva na área da disfunção visual   101

II.8.3. A questão da orientação e mobilidade, da ecologia sociocomunicacional, da ecolocalização espacial e distal dos alunos cegos na escola de referência   105

II.8.3.1. Em síntese, as escolas de referência que integram o domínio da disfunção visual   130

II.8.3.2. O empenho e desempenho, nas escolas de referência, de Professores com formação especializada em educomunicação especial e inclusiva na área da disfunção visual   136

II.8.4. A questão da educação especial   139

II.8.5. A questão das dificuldades de aprendizagem — 141

II.8.6. A questão das necessidades educativas especiais — 150

II.8.7. A questão da intervenção precoce — 154

II.8.7.A. Só comunicando — 156

II.8.7.B. Só comunicando — 156

II.8.7.C. Só comunicando — 157

II.8.7.D. Só comunicando — 157

II.8.7.E. Só comunicando — 157

II.8.7.F. Só comunicando — 157

II.8.7.G. Só comunicando — 158

II.8.7.H. Só comunicando — 158

II.8.7.I. Só comunicando — 158

II.9. Alguns Exemplos de Cariz mais Pessoal do Autor — 159

II.9.1. Algumas sugestões orientadoras para a intervenção precoce no desenvolvimento biopsicossocial e autonómico, independência e autoconfiança de crianças com disfunção visual — 172

II.9.2. Colocando-me na problemática — 186

CAPÍTULO III - ALGUMAS REFLEXÕES E RECOMENDAÇÕES FINAIS — 209

CAPÍTULO IV - REFERÊNCIAS BIBLIOGRÁFICAS E WEB-GRÁFICAS BÁSICAS   231

LISTA DOS PRINCIPAIS LIVROS E REVISTAS DO AUTOR PUBLICADOS   265

> «Longo é o caminho do ensino pelas teorias; breve e eficaz o dos exemplos».
>
> (Séneca)

> «Às vezes, sofro as incompreensões ou desagradáveis manifestações dos meus semelhantes e, também por vezes, sofro a minha própria (mas grata) paciência e inexcedível tolerância para suportá-las. Ao mesmo tempo, reconforta-me, retempera-me e revitaliza-me a alegria pedagógica de conseguir olhar com a experiência e investigação teórico-empírica, com o coração e a razão, ciência, arte e esperança, para esta inequivocidade e de persistir no desmoronamento da sua sustentabilidade, ousando exemplificar e teorizar o que me parece ser mais sensato e bom, elucidativo e socializante para todos nós, consolidando e frutificando mais a dignidade humana, assim valorizando mais a diversidade e promovendo mais a equidade, em cidadania, gratidão e humanização».
>
> (Augusto Deodato Guerreiro)

GUIA DE INTERVENÇÃO PRECOCE NA DISFUNÇÃO VISUAL
Augusto Deodato Guerreiro

Abstract

This book aims to be a typological contribution, in the form of a pedagogical guide for early intervention in visual dysfunction, for parents, teachers/school and society in general to know how to deal with this problem in a healthy and inclusive way. The goal is to share science and important personal experiences for a more dynamic, lively and adequate family and social intervention in the biopsychosocial development and quality of life of blind or low vision children, for a theory of human development in a society for all.

The multisensory and biopsychosocial human development, as well as the consequent progress of the global world, is dependent on a conciliation (which should be natural) of theoretical/empirical and human synergies around the concepts of feeling and acting, promoting and implementing wills and achievements, from an educommunicational and cultural perspective. This vital itinerary in sociocommunicational, multiethnic, cognitive universality, in relationship and interaction, is based on a dynamic inclusive polynomial, the essence and substance of which translate into the driving synchronization of five interlocking sprockets, symbolizing educational communication as inter-relationship between education and communication, both of them mutually and inseparably implied, while, at the same time, culture and communication pedagogy are shaped in them, in a symbiosis of human and civic values that promote the coevolving human development and progress in general.

The inclusive polynomial referenced focuses on the functionality and operational implementation of the following educommunicational and cultural system:

"Educommunication = Education + Communication/ICT + Culture + Communicational pedagogy".

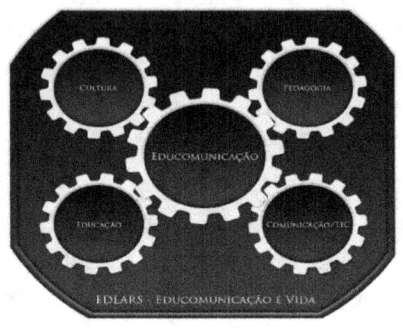

This should be reflected, expanded and applied, with the necessary scientific rigour, in areas mainly of the field of early intervention and of the action of communication and education professionals, also pediatrics. To achieve this goal, we must engage in it, hand in hand, family, paediatrics, kindergarten teachers, caretakers, communicologists, educational strategists, sociologists, anthropologists, psychologists, teachers and rehabilitation professionals, stakeholders in different areas and types of disabilities, helping to form (forming) educommunicologists that may correspond to the pressing and severe educommunicational and cultural needs of citizens, from birth to adulthood, which characterize, sometimes in an completely marginalizing manner, "niches" of society and society itself.

There are living biopsychosocial books, singular, that are allowed to "close" forever without having been read. But there are books, stubbornly written, that remain and can dawn to us prescient and fruitful every day. A written book is an imperishable memory of human values, fertile in experiences and theories of life, which transports knowledge and promotes inclusion in the more holistic sense of the term and imagination.

This book is a theoretical-empirical perspective of life, which demonstrates an elucidative and consistent experience of life and in which daily practice is science, aiming at the inclusive educommunicational and cultural development of the child with visual needs, within the family, in the school and in society, in order to increase the value of diversity and to promote equity, citizenship and human dignity, gratitude and humanization.

It is communicating, playing and socializing, with the maximum security and self-confidence, that the blind child, or with low vision, learns:

- To deal with their own difficulties, in orientation and mobility, in the relationship and interaction with the surrounding environment;
- To overcome all adversities, like the normovisual child, falling and rising, being attacked and responding in the same coin ... But under a watchful, assertive and discreet;
- To unravel these difficulties, creating their appropriate defenses, acquiring capacities and competences for their autonomy and independence;
- To organize the chaos around her;
- To gain the progressive echolocation, spatial and distal domain in which one is meeting with the other normovisual children and with the own environment.

In order to achieve this goal, the family and the professionals referred to above must be involved in it, in an interdisciplinary and hand-in hand.

Keywords: Inclusive educommunication; Visual dysfunction and inclusion; Inclusive early intervention; Tifloperceptibility; Multisensoriality.

GUIA DE INTERVENÇÃO PRECOCE NA DISFUNÇÃO VISUAL
Augusto Deodato Guerreiro

Resumo

Este livro pretende ser um contributo tiflológico, na forma de guia pedagógico de intervenção precoce na disfunção visual, para os pais, os professores/escola e a sociedade em geral saberem lidar com esta problemática, de modo naturalmente saudável e inclusivo. O objetivo é partilhar ciência e experiências pessoais importantes para uma mais dinâmica, viva e adequada intervenção familiar e social no desenvolvimento biopsicossocial e qualidade de vida de crianças cegas ou com baixa visão, viabilizando uma teoria do desenvolvimento humano numa sociedade para todos.

O desenvolvimento biopsicossocial, multissensorial e humano, bem como do consequente progresso do mundo global, está dependente de uma conciliação (que deveria ser natural) de sinergias teórico/empíricas e humanas em torno dos conceitos de sentir e atuar, promover e implementar vontades e realizações numa perspetiva educomunicacional, pedagógica e cultural. Este vital itinerário, na universalidade cognitiva, sociocomunicacional, multiétnica, no relacionamento e interação, assenta num dinâmico polinómio inclusivo, cujas essência e substância se traduzem na sincronização propulsora de cinco rodas dentadas entrosadas umas nas outras, simbolizando a educomunicação como inter-relação entre a educação e a comunicação, achando-se a educação e a comunicação recíproca e indissociavelmente implícitas uma na outra e, ao mesmo tempo, consubstanciando-se nelas a cultura e a pedagogia comunicacional, numa simbiose de valores humanos e de cidadania promotora do coevolutivo desenvolvimento humano e do progresso em geral.

Este arrazoado polinomial e correspondente simbolização gráfica constitui o logotipo da nossa Marca EDLARS, já se encontra no *Abstract* e Resumo deste livro e noutras publicações da nossa responsabilidade, mas, por uma questão mais compreensiva da sistematização desta estrutura intelectual configurada em monómios (que pretendemos indissociáveis entre si), achamos oportuno e útil tornar a expor aqui a representação gráfica da expressão em referência:

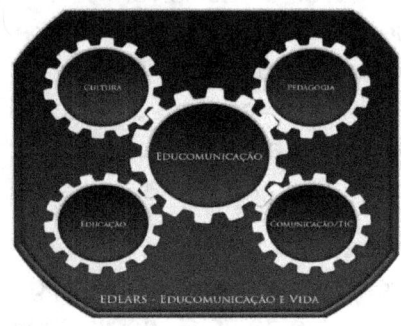

O polinómio inclusivo em referência (cujo símbolo a seguir representamos) centra-se na funcionalidade e operacionalidade do sistema educomunicacional, pedagógico e cultural seguinte: **"Educomunicação = Educação + Comunicação/TIC + Cultura + Pedagogia comunicacional"**, que deverá ser refletido, aprofundado e aplicado, com o necessário rigor científico, em domínios essencialmente do âmbito de intervenção precoce e de atuação dos profissionais da comunicação e da educação, da pediatria, com particular incidência na educomunicação inclusiva em intervenção precoce na infância.

Comunicando, brincando e socializando-se, com a máxima segurança e autoconfiança, a criança cega, ou com baixa visão, tem de aprender:

- A lidar com as suas próprias dificuldades na perceptibilidade, na orientação e mobilidade, no relacionamento e interação com o ambiente envolvente;

- A vencer todas as adversidades, como a criança

normovisual, caindo e levantando-se, sendo agredida e respondendo na mesma moeda... mas, à cautela, havendo sempre a garantia de uma vigilância atenta, assertiva e discreta;

- A desenvencilhar-se dessas dificuldades, criando as suas necessárias defesas, adquirindo por si e com as adequadas ajudas, capacidades e competências para ser autónoma e independente;

- A habituar-se a organizar o caos à sua volta;

- A ganhar o progressivo domínio ecolocalizacional, espacial e distal em que se vai encontrando, no relacionamento e interação com as outras crianças, em especial as normovisuais, e com o próprio ambiente.

Para a consecução deste objetivo, há que envolver nele, de forma interdisciplinar e de mãos dadas (olhando com o coração e com a lógica da razão), a família, pediatras, educadores de infância, cuidadores, pedagogos, comunicólogos, sociólogos, antropólogos, psicólogos, professores de educação especial, *designers*, professores de educação física e técnicos de reabilitação, de orientação e mobilidade, interventores nas diferentes áreas e tipologias da deficiência, ajudando a formar (formando-se também) educomunicólogos capazes de responder às prementes e graves carências educomunicacionais, pedagógicas e culturais dos cidadãos com necessidades visuais, desde o berço à adultez, que caracterizam, às vezes de forma absolutamente rotulativa e marginalizante, "nichos" da sociedade e a própria sociedade.

Palavras-chave: Educomunicação inclusiva, Disfunção visual e inclusão, Intervenção precoce inclusiva, Tiflopercetibilidade, Multissensorialidade.

INTRODUÇÃO

GUIA DE INTERVENÇÃO PRECOCE NA DISFUNÇÃO VISUAL
Augusto Deodato Guerreiro

Neste livro procura-se transmitir e partilhar memórias vivas e prescientes de exemplos bem experienciados (essencialmente pessoais), com êxito na construção de valores humanos, férteis em experiências e teorias da vida, que transportam saberes e promovem a inclusão no sentido mais holístico do termo e da imaginação. Este livro é um breve ensaio pedagógico e teórico-empírico de vida, que evidencia uma elucidativa e consistente experiência de vida e em que a prática quotidiana é ciência, visando o inclusivo desenvolvimento educomunicacional e cultural da criança com necessidades visuais, no seio da família, na escola e na sociedade, de modo a valorizar-se mais a diversidade e a promover-se mais a equidade, em cidadania e dignidade humana, gratidão e humanização.

Ao longo deste breve repositório de ideias, de experiências e de ousados exemplos vivos de tenacidade, desafios e sugestões, o qual muito se assemelha a um testemunho experiencial e pedagógico do seu próprio autor, vamos escrevendo, alternadamente nas primeiras pessoas do singular e do plural, consoante a relevância ou o impacto das circunstancialidades em que nos vamos encontrando, posicionando ou contextualizando. Esta sucinta abordagem (organizada numa perspetiva de guia de intervenção precoce na disfunção visual) é suportada essencialmente na experiência de vida social e teórico-empírica do autor e na bibliografia e web-grafia, citada e consultada, indicada no Capítulo Referências Bibliográficas e Web-Gráficas Básicas.

É nesta aceção que investigo e me investigo. Analiso-me e questiono-me na minha evolução desde a multissensorialidade dita normal à especificidade tiflopercepcional e tiflológica a que as circunstâncias e contextos na ausência abrupta da modalidade da visão me têm vindo a conduzir e a obrigar a refletir, numa perspetiva feliz e científica, abanando e fazendo confluir consciências na grandeza humana em que todos temos lugar, o mundo da vida inclusivo e transversal à humanidade, como um valor e um direito inequivocamente vitais para todo o ser humano.

Sendo óbvio que, trabalhando esta caminhada e questionamento na primeira pessoa, sendo eu essa pessoa e vestindo sem reservas a problemática dessa pessoa, a realidade das coisas será sempre mais evidente e incontestável, salvo melhor opinião.

Entretanto, e atendendo ao contexto em que alicerço e fundamento o que pretendo partilhar com a comunidade científica e a sociedade em geral, relembro que sou professor e investigador, e que tenho e visto a problemática que investigo e exercito, a cegueira e a precoce intervenção educomunicacional, pedagógica, sociocognitiva e cultural das crianças com esse défice sensorial.

A questão que venho partilhar, pelo interesse investigacional, pela complexidade e maravilha multissensorial e desenvolvimental que encerra, daria para vários seminários com a duração de muitas horas. Por isso, tudo será muito resumido, havendo, também por isso mesmo, alguma ausência de aprofundados pormenores biopsicossociais e biossociocognitivos, pedagógicos e culturais, e de inerentes etapas de desenvolvimento da suplência multissensorial, reservando a exploração científica e apresentação dessas particularidades para um alusivo livro, que estou a escrever.

Para se ensinar um bebé ou uma criança, mesmo um adolescente ou um jovem, procurando entender e interpretar em pleno as suas manifestações e carências de diversa ordem, curiosidades e preferências, necessidades educomunicativas especiais... e correspondendo-lhes com as ponderadas e ajustadas soluções, também de forma a que não venham a *ser punidos quando adultos* (parafraseando Pitágoras, 580-497 a.C.), todos (em especial os pais) têm de saber ser pedagogos, exercendo uma adequada docência num contexto justificativo do prazer solidário de existir e do fomento dos grandes valores humanos no amar e fazer amar a vida, razão por que adoro ser professor...

No entanto, nos dias de hoje, tenho vindo a constatar que, cada vez mais, a docência é uma função muito complexa e difícil de desempenhar... Mas não deixa de ser, mesmo assim, um desafio altamente motivador e inspirador, apaixonante e gratificante, provocador e desafiante. E isto porque ensinar também é missionar, é instruir os outros nos princípios de uma doutrina social que é promotora do desenvolvimento humano e do progresso em geral. Deste modo, o professor também é um missionário, um catequista social, no sentido da absorção, do entendimento, da utilização e promoção do estabelecimento de formas de intercompreensão dos conhecimentos que transmite e partilha com os alunos, fazendo-os entender com gosto a matéria.

Hoje em dia, os estudantes manifestam, na sua maioria, uma grande dificuldade em escutar o professor, sobretudo para além de 50-60 minutos de explanação da matéria, ainda que o mesmo implique nela a envolvência desses alunos. Preferem ver um *powerpoint* ou um filme recheado de movimento, cor e informação visual, escusando a escuta sobre a sua justificação, sistematização e enquadramento, contentando-se com a superficialidade das questões abordadas. De facto, se não nos habituarmos a ter o gosto de assimilar conhecimentos e saberes por intermédio das palavras, saboreando as palavras e a mensagem que transportam, simultaneamente com o que nos chega através do sentido da visão, o interesse e a memorização de tudo aquilo a que acedemos só com os olhos, está a ser a opção mais cómoda para um crescente número de estudantes, o que nos começa a preocupar bastante. O professor tem de vestir e assumir uma estratégia metodológica e estruturante (obviamente sempre em transformação e à medida da recetividade e participação dos estudantes) para ajudar e levar os alunos a descobrirem caminhos e a acordarem em si dons e talentos, encontrando cada um em si mesmo a capacidade de escutar, na cultura da escuta.

O professor tem de ser capaz de integrar nas complexas teorias que, por vezes, se lhe impõe ensinar, o quotidiano da vida dos alunos, do mundo da vida, da vida em comum, dos frutos civilizacionais que, só em plena cidadania e nos grandes valores humanos, se conseguem instaurar nas pessoas e na instituição família, nas comunidades, nas sociedades civil e sociopolítica... Em certos passos de determinados programas de unidades curriculares, o professor tem de hipotisar e experimentar o recurso ao modelo de flexibilidade curricular, o que, em geral, acaba por ser um êxito.

O prazeroso êxito do ensino e da aprendizagem começa na postura e na ação de um bom professor, entendendo-se aqui o conceito de bom professor a sua capacidade e competência para saber ouvir os alunos, saber escutá-los e interagir com eles num espírito de grande respeito e camaradagem, nunca permitindo o vulnerabilizar ou o quebrar do inteligente equilíbrio da autoridade e da permissividade, mas conseguindo entrar nos interesses e preferências dos alunos, perceber os seus gostos e as suas opções, as suas capacidades e competências pessoais e sociais, socioeducativas e sociocognitivas, sensibilizar e motivar os alunos para a importância e utilidade da matéria a que a estrutura dos conteúdos programáticos obriga a estudar e a entender com um vital objetivo teórico-prático para a vida em sociedade, e exibindo e justificando o próprio professor, ao mesmo tempo, também a necessidade do culto da naturalidade, da agradável e da produtiva e promissora aceitação mútua entre professor e estudantes. Reciprocidade entre os alunos que querem e precisam de aprender a aprender e o professor que só deseja e quer ensinar a aprender.

O professor não deve ser apenas um emissor de

informação e dados cientificamente fundamentados e sistematizados, mas também, em simultâneo, um orientador, um mediador, promovendo criatividade e capacidade crítica nos estudantes. Tem de saber partilhar conhecimentos com os alunos, motivando-os e inserindo-os no desenvolvimento e multiplicação desses conhecimentos.

Koïchiro Matsuura (nascido em 1937), ex-Diretor-Geral da UNESCO, asseverara que

«A partilha do conhecimento não limita o conhecimento: faz com que este cresça e se multiplique.».

Na verdade, sendo o conhecimento um bem público, só pode entender-se que tenha de estar acessível a todos e a ser partilhado por todos.

Sem pretendermos ser redundantes, mas tanto quanto possível precisos no que nos anima esta nossa convicção, o professor tem de ser capaz de incutir e promover nos alunos competências educomunicacionais e sociocognitivas para que saibam consumir e criar no âmbito dos conteúdos didáticos que lhes são transmitidos.

O maior trunfo do professor é o desmedido entusiasmo com que ensina a matéria, com que explicita e partilha o conteúdo programático, e sempre aliado à natural flexibilidade para a mudança de estratégia educativa e formativa, mal se aperceba dessa necessidade na turma, cujo número de alunos, apesar do desejável ser no máximo dezasseis a vinte, poder esse número variar consoante o tipo de matéria que se tem em mãos para ensinar e o grau cognitivo e da utensilagem mental dos alunos em presença, o que pode variar ainda com a tipologia das suas origens e proveniências sociais, afetivo-emocionais, linguísticas, apreço pelo saber mais, pela cultura, etc.

Este breve preâmbulo serve para nos situarmos na envolvência pedagógica responsável que nos deve caracterizar a todos, quer seja na educação dos nossos filhos quer, como docentes, na educação dos filhos dos outros (que muito gostaríamos de os ter a todos como nossos descendentes académicos), assim como na relação e interação com todos os cidadãos, independentemente das suas dificuldades ou desvantagens sensoriais, comunicacionais ou de outra natureza qualquer.

No relacionamento uns com os outros, mesmo nas conversas informais, se nos mantivermos nesse propósito e atuação, estaremos a contribuir para o bem-estar e até qualidade de vida de todos os cidadãos, se utilizarmos a comunicação, a pedagogia comunicacional, muito do mesmo modo como utilizamos a respiração para viver. É que todos nascemos, crescemos e nos desenvolvemos, vivemos e convivemos, respirando e comunicando.

«Precisamos do ar e dos pulmões para respirar e existir, da mesma maneira que precisamos do pensamento, de uma língua e da boca e/ou do corpo para comunicar e viver, para desenvolver e humanizar, promover e revitalizar a vida.»

(Guerreiro, A. Deodato, Feijó: 20 de agosto de 2015).

CAPÍTULO I
FUNDAMENTAÇÃO

GUIA DE INTERVENÇÃO PRECOCE NA DISFUNÇÃO VISUAL
Augusto Deodato Guerreiro

A vida é um itinerário singularmente surpreendente e fascinante, como legado divino inviolável e fecundo que nos foi entregue para gerirmos, suportarmos e vencermos, em cada momento, todo o tipo de intempéries, com tristezas ou alegrias, vociferando ou sorrindo-lhes, sempre num firme e convicto empenho e desempenho no humanizar a vida em cidadania e no prazer solidário de existir (Guerreiro, 2018a: 313-326). No domínio da comunicação inclusiva em intervenção precoce na cegueira, ou noutra qualquer tipologia de deficiência ou área do conhecimento, estamos em permanente aquisição de conhecimento e de saber, sendo ou não professor.

«No domínio da comunicação inclusiva em intervenção precoce na infância ou noutro qualquer nível etário ou área do conhecimento, nunca nos podemos sentir como os detentores do absoluto saber, porque estaremos sempre em permanente processo de socialização e aprendizagem, num megapuzzle educomunicacional e de formação sociocognitiva e humana que nunca estará concluído, mesmo em termos de humanização do mundo. Temos de nos saber descobrir e encontrar nos silêncios e na partilha de conhecimentos e de revolucionárias intenções para a transformação de mentalidades, reconhecendo a pequenez da nossa suposta grandeza, a força enorme da nossa humildade e os férteis efeitos da experiência das nossas fragilidades, para nos consciencializarmos dos grandes valores humanos que nos iluminam e nos fazem crescer cada vez mais em dignidade para o acordar consciências e despertar comportamentos, para o desenvolvimento e progresso, abrindo as janelas da inteligência (incluindo a da emocionalidade) e do coração a todos, eliminando ou

aliviando desvantagens e carências uns dos outros com as nossas diferenças e, nessa medida, sendo fontes inesgotáveis de generosidade e coragem, de gratidão e abundância para o bem-estar e qualidade de vida de todos, na cidadania e equidade de direitos e na igualdade de oportunidades.»

(Guerreiro, A. Deodato, ULHT/ Lisboa: 18 de Abril de 2015).

A mãe, ou o pai e a mãe, de uma criança cega, podem não ser professores, mas depressa ganham esse comportamento afetivo-emocional, se amarem esse filho, se tiverem predispostos a isso, sensibilizados para dar asas frutíferas ao seu autodidatismo específico para fazerem o seu fruto crescer e amadurecer, o fruto de duas árvores que também se tornará árvore geradora de mais frutos e de mais árvores, sucessivamente, rumo, o que todos muito desejamos, a uma densa e sempre crescente e fortalecida floresta humana e humanizada, nunca esquecendo que *"todos nascemos humanos mas que todos precisamos ser humanizados"* (Guerreiro, 2018b: 16-19).

Encontramo-nos sempre, em todas as situações das nossas vidas, num permanente processo de formação pessoal e coletiva, aprendendo e ensinando, ensinando e aprendendo, partilhando. Aliás, no dizer do filósofo e matemático Blaise Pascal (1623-1662),

«Ninguém é tão ignorante que não tenha nada para ensinar.

Ninguém é tão sábio que não tenha nada para aprender.».

A educomunicação e cultura inclusivas em intervenção precoce na cegueira é um processo que se inicia no berço, porventura logo na gestação, desde que haja informação perinatal prévia desse défice visual. É um processo que envolve o bebé e os seus progenitores, às vezes mais a mãe (o que é mais habitual acontecer), no caso de nos progenitores, no casal, por qualquer razão, o pai ser uma pessoa fisicamente mais ou menos ausente.

Nos comportamentos biopsicossociais e afetivo-emocionais na relação pai-mãe-filho e família/sociedade face ao nascimento de um filho cego, pode observar-se:

I.1. O Nascimento de um Bebé Cego - A

O nascimento de um bebé cego pode provocar no casal, umas vezes um sofrimento irreparável para a vida (o que acontece quando há intempéries cognitivas ou desinteligências por fragilidades psíquicas ou emocionais, sub-humanidade... ou sentimentos enraizados na ideia de perfeição, opulência, vaidade), outras vezes um interesse destemido para o dotar de capacidades e competências que o ajudam a integrar-se naturalmente na sociedade.

Umas vezes, é o pânico e as dúvidas ou certezas que se apoderam do casal, deixando-o absolutamente inerme nas suas defesas afetivas, emocionais e de decisão ou, em desespero de causa, guardando-o em lugar secreto.

Outras vezes, os pais habituam-se a viver com uma má

sorte às costas.

Outras vezes, é o amor e a determinação, ainda que com dúvidas, que tomam conta do casal. Neste caso, em regra, havendo dúvidas, essas dúvidas poderão vir a ser dissipadas com amor e inteligência, o que, no processo de socialização do bebé cego, acabará por gerar soluções inteligentes e vitais para o trinómio afetivoemocional "pai-mãe-filho cego", num saudável e feliz relacionamento e interação, acordando e transformando mentalidades e comportamentos à sua volta, podendo propagar-se ao meio, à escola e à sociedade, e sendo uma espécie de grãozinho de areia vital que se vai juntando a inúmeros outros, definindo e alicerçando caminhos conducentes a processos de educomunicação inclusiva em intervenção precoce na infância, que é a base genesíaca e indispensável à promoção e instauração de uma sociedade para todos. Com positividade e amor no coração, nos pensamentos, nas palavras e nas atitudes, as melhores soluções aparecem. Somos poucos para isso?... Mas poderemos vir a ser muitos, e multiplicando-nos cada vez mais. Mahatma Gandhi (1869-1948) dizia que:

«Se um único homem chega à plenitude do amor, neutraliza o ódio de milhões».

Todavia, sobretudo em lugares de subdesenvolvimento (não significando que isso não possa também acontecer em certos lugares de países desenvolvidos), deixamo-nos ser o que, no plano do *"parece bem"* ou do *"parece mal"*, o que o nosso íntimo tiver registado pelo hábito na exuberância ou pelos fantasmas da ignorância, que nos tiverem sido transmitidos, ou, no caso da consciencialização do direito de todos à cidadania em equidade, aceitarmos as diferenças uns dos outros como promotoras de um *"mundo da vida"* mais feliz para todos, uns e outros comportamentos e valores que nos são incutidos desde o berço, e que podem originar a concretização de uma das seguintes hipóteses:

- Nasce o bebé cego, é escondido, ocultado à sociedade, sendo nalguns casos encontrado a viver até com galinhas ou outros animais, num lugar deliberadamente recôndito;

- Nasce o bebé cego, continua a existir aos olhos de toda a gente, mas como um pesado infortúnio ou desgraça insana, que veio ao mundo, com quem se coabita, mas que seria uma graça divina partir depressa;

- Nasce o bebé cego, é recebido e acolhido num clima de amor inexcedível e promotor, sem reservas, do seu desenvolvimento biopsicossocial e humano, em plena cidadania e equidade, onde não há espaço para o infausto peso conceptual do vocábulo inclusão, nem razões que deem sequer lugar à sua alusão.

Por incrível que nos pareça ainda, há situações, constatações e interpretações ínvias que os interlocutores ou parceiros de pessoas cegas não entendem, só porque, em determinado momento, uns e outros não estão nas mesmas dimensões sociocognitivas e intelectuais.

Mas a verdade inequívoca permanece e a realidade indiscutível sempre emerge elucidativa no horizonte da desejável intercompreensão.

Basta haver naturalidade nos diálogos, inteligência e seriedade nas mútuas interpretações cognitivas, na aceitação mútua no relacionamento e interação ao nível sociocognitivo e sociocomunicacional.

I.2. O Nascimento de um Bebé Cego - B

Na sequência do acima referido, o nascimento de um bebé cego pode ocorrer num casal com a estrutura intrínseca e a formação ideais para o acolher e educar numa dimensão inclusiva e com qualidade de vida análoga à dos bebés normovisuais.

Na génese do processo de socialização do bebé cego há sempre complexas dúvidas no equacionamento e gestão desse processo... na educação e na comunicação... porque não há soluções sem dúvidas, sobretudo dúvidas inteligentes.

A dúvida inteligente origina sempre uma solução inteligente, porque a dúvida é produtiva e geradora de sucessos e de coevolução... nem que seja à força de determinações oceânicas e lágrimas de aço.

«É na origem do problema que se deve procurar a solução desse mesmo problema, sob pena de, com alguma desatenção ou negligência, se criar outro problema maior e mais incendiário ainda de outros problemas.»

(Guerreiro, A. Deodato, Lisboa: 24 de Janeiro de 2017).

Consoante a nossa idade cronológica e correspondentes experiência e utensilagem mental desenvolvidas, assim a nossa determinação é tida como a mais ajustada à promoção e concretização das diferentes soluções que a vida exige a cada um de nós, e que todos exigimos da vida!

E é comunicando que se permutam constatações e convicções, propostas e desafios, experiências e boas práticas para o encontro de soluções e entendimentos em inclusão.

Defendemos em Lisboa, no dia 6 de Maio de 2015, que:

«*Comunicamos diariamente uns com os outros, de forma expressiva e representativa, até numa dimensão confusionante, utilizando a verbalidade oral e escrita, a gestualidade, a emocionalidade, somos persuasivos ou dissuasores socorrendo-nos das nossas habilidades e competências comunicacionais que produzem o desejável impacto emocional nas mais diversas circunstâncias, situações, pelas mais variadas razões. E isso pode acontecer naturalmente, porque a tal nos habituámos ou nos habituaram a praticar desde o berço, mas tudo aquilo que fazemos e dizemos, no nosso relacionamento e interação, constitui matéria que é suportada em teorias e experiências, as mais diversas. A nossa sociabilidade, sob o ponto de vista da fundamentação e justificação, assenta em suportes teórico-empíricos específicos; a nossa comunicabilidade, da mesma forma, também assenta em especificidades de natureza teórico-empírica; assim, e por consequência, também a nossa sociocomunicabilidade assenta em teorias e experiências que fundamentam a sociabilidade e a comunicabilidade, dando-nos competências pessoais e sociais para nos relacionarmos e interagirmos uns com os outros e com o mundo global e cosmopolita.».*

Séneca, escritor romano (3 a.C.-65 d.C.), alertava que:

«Longo é o caminho do ensino pelas teorias; breve e eficaz o dos exemplos.».

No sentido de problematizar e provocar questionamento e esclarecimento, procuro evidenciar exemplos, não me importando (preferindo até) de me expor como *"cobaia"* de mim mesmo, considerando-me um exemplo pedagógico audaz e ousado. Aliás, Séneca também dizia que:

«Não é por as coisas serem difíceis que não temos ousadia. É por não termos ousadia que as coisas são difíceis.».

A audácia e a ousadia, desde que alicerçadas na essência e pertinência, na prudência e premência da resolução de necessidades específicas (em especial educativas e comunicativas) para o bem coletivo, são afortunadas maravilhas humanas que só nos trazem as soluções ideais e os sucessos desejáveis, que podem multiplicar-se em êxitos, viva e prolongadamente, sem medida.

I.3. O Nascimento de um Bebé Cego - C

O nascimento de um bebé cego pode anular a vida conjugal do casal, ficando, em regra, o filho só com a mãe.

GUIA DE INTERVENÇÃO PRECOCE NA DISFUNÇÃO VISUAL
Augusto Deodato Guerreiro

«Penso que a solução dos grandes problemas no mundo, essencialmente de natureza afetiva e sociopolítica para o estabelecimento de consensos universalmente aceitáveis ou aceites e bem-estar da humanidade, está na educação e na comunicação, mais exatamente nos processos de socialização em equidade e cidadania, educomunicação e infocomunicação, usando as diferenças uns dos outros no desenvolvimento identitário e na permutabilidade de valores, igualitário e de reciprocidade na partilha, assim procurando suprir as necessidades uns dos outros e alcançar o natural sentimento inclusivo no desejável mundo de todos, onde todos nos possamos sentir cada vez mais interventivos e gratificados na humanização da vida e no prazer de existir.»

(Guerreiro, A. Deodato, Feijó: 28 de Fevereiro de 2017).

Por vezes, também temos de saber ceder à força e à lógica do olhar da nossa intuição. A intuição pode fomentar harmonia socioafetiva e ciência aos mais diversos níveis. Aliás, citando Saint-Exupéry (1900-1944),

«A intuição é o olhar do coração.».

Secundando Santo Agostinho (354-430),

«Com o coração se pede; com o coração se procura; com o coração se bate; e é só ao coração que a porta se abre.».

Ainda parafraseando Saint-Exupéry, é enfrentando obstáculos que nos vamos revelando como lutadores e vencedores. É com pensamento construtivo, argumentação adequada e assertividade que vencemos complexidades e dificuldades que nos incomodam, mas cuja solução em favor dos indefesos ou ignorados só nos deve gratificar pelo bem-estar que lhes provocamos e proporcionamos. Mas também há quem se sinta tranquilo, alheando-se em relação às graves e sofridas necessidades desses indefesos ou ignorados, ou até, isso sim, cavando-lhes o desaparecimento. Parafraseando também Edgar Morin (pseudónimo do antropólogo, sociólogo e filósofo Edgar Nahoum, francês judeu de origem sefardita, nascido em 8 de julho de 1921 em Paris) neste contexto, a ausência do pensamento assente no desafio da complexidade pode estar diretamente relacionada com a crise em que vivemos (por exemplo no plano da ignorância intelectual), porque a incompreensão das interações que configuram o mundo *"enfraquece a percepção dos verdadeiros riscos e das verdadeiras possibilidades"*. Diz-nos ainda Edgar Morin que «*um trabalho tem sentido para uma pessoa quando ela o acha importante, útil e legítimo*». De entre outras, esta é uma razão que me impulsionou e me trouxe até esta partilha de uma grande parte do conteúdo deste livro com a comunidade científica, na área da intervenção precoce na disfunção visual, e com os cidadãos em geral, mas sobretudo os mais interessados nesta temática.

Em sintonia com Jean-Baptiste-Henri Dominique Lacordaire (1802-1861), religioso dominicano, padre, jornalista, educador, deputado e académico, que é considerado como um precursor do catolicismo moderno e restaurador em França, da Ordem dos Pregadores,

«*A sociedade não é mais do que o desenvolvimento da família: se o homem sai da família corrupto, corrupto entrará na sociedade.*».

Na verdade, disso estamos bem cientes, citando Dom Manuel Clemente, atual Cardeal Patriarca de Lisboa:

«A base de uma sociedade é a dignidade da pessoa humana e essa nunca é um valor relativizável. A saúde de uma sociedade vê-se na verdadeira promoção da pessoa humana.»

(Carvalho, 2008).

I.4. O Nascimento de um Bebé Cego - D

Como atrás referimos, o nascimento de um bebé cego pode impulsionar o casal a escondê-lo da sociedade e/ou a simular a sua impossibilidade biológica de viver...

Por vezes, o peso dos termos "ceguinho" (que nos chega por via popular), "cego" ou "invisual" (um pouco mais por via erudita), na sociedade, também pode pesar nas opções do casal. O vocábulo "ceguinho", ao longo da história humana, sempre se tem associado a algo de miserabilista e, de certo modo por inerência, sempre a acompanhar a "desgraça", sendo a própria "desgraça".

Um infortúnio mau presságio imposto pelas denominadas pessoas escorreitas, fantasma esse que só pode ser exorcismado pela força criativa e espontânea da criança cega (a descoberto para todos e nunca escondida) e pelas pessoas normovisuais (as ditas "escorreitas") na compreensão das inequívocas capacidades e competências do bebé, da criança ou da pessoa cega, progressivamente potenciadas e desenvolvidas só com o simples acompanhamento e natural interajuda, mas muito atento e frutífero, da sua família, da sua comunidade, na escola e na sociedade, na vida.

Em todas as sociedades, há estranhas complexidades a caracterizá-las, impregnando-as de tradições indómitas que vêm do fundo dos tempos e de convicções erróneas ou mal resolvidas, e que constituem uma espécie de tapete sustentável da manutenção dessas tradições.

Em relação a esta constatação (doentia e que pode promover a doença):

«Penso que não cegámos, penso que estamos cegos, Cegos que vêem, cegos que, vendo, não vêem.»

(Saramago, 2016).

Georgina Kleege (nascida em 1956), autora cega e conferencista da Universidade da Califórnia em Berkeley, na sequência do que tem vindo a ser apontado às pessoas cegas, ao longo da história, diz-nos que:

«Os cegos são, ou sobrenaturais, ou sub-humanos, esquisitos ou animais».

De facto, a cegueira parece ser um dos transtornos mais antigos e mais trágicos conhecidos.

Mas, de acordo com o expresso na National Federation of the blind (2011),

«O verdadeiro problema da cegueira não é a perda de visão. O verdadeiro problema é o desconhecimento e falta de informação que existe. Se a pessoa cega tiver o treino adequado e a oportunidade, a cegueira pode ser reduzida a uma perturbação física».

Dizia Helen Keller (*1880-1968*) que

«O maior problema que os cegos enfrentam é a falta de visão dos seus amigos que vêem».

Implicitamos nesta afirmação, também como justificação da mesma, o *"desconhecimento e a falta de informação"* por parte desses *"amigos que vêem"*. Por vezes também lhes faltam o tempo e as adequadas condições emocionais e cognitivas para se disponibilizarem e assimilarem, de modo compreensivo e sustentável, os fundamentados conhecimentos e informações no domínio.

Mas já antes Louis Braille (1809-1852) havia sustentado que

«Se os olhos não me servem para aprender de homens, acontecimentos, ideias e doutrinas, tenho que encontrar outro meio.».

E encontrou. Na sua genialidade tiflológica e de espírito de descoberta, inventou o Sistema Braille - ainda que a partir do grafema (o ponto) e da sua sistematização morfemográfica (Sonografia Barbier) de Barbier de la Serre (1767-1841) -, o seu sistema graficofonético e alfabético que constitui, até agora de forma insubstituível, o mais eficiente e eficaz meio natural de leitura e escrita das pessoas cegas no mundo.

Porém, sustentámos na Reitoria da Universidade de Lisboa, no dia 22 de Março de 2013, que

«Somos fracos, inúteis e infelizes quando ansiamos menos do que em consciência e em capacidade e competência somos capazes de atingir, ou quando alcançamos resultados por processos imediatistas e fáceis. Pelo contrário, somos fortes, úteis e felizes quando, para atingirmos objectivos promotores do desenvolvimento humano e do progresso em geral, escolhemos e seguimos o caminho da vida, da alegria e da paz, da competência, com suavidade na forma e fortaleza nos princípios da nossa integridade, sem nos deixarmos invadir por perversidades que ponham em causa a nossa dignidade e bem-estar em favor de um mundo preferencialmente novo, vivo, livre e são para a realização das nossas manifestações e concretização das nossas boas práticas e dos nossos bons exemplos para a construção de teorias tão fundamentadas e sólidas quanto nos seja possível.».

Nas últimas décadas, o processo de educação, integração e habilitação/reabilitação de crianças e jovens com necessidades educativas específicas tem passado por profundas modificações e transformações. Os princípios da normalização, da integração e da descentralização, da equidade e da acessibilidade, o reconhecimento do direito à diferença e à igualdade de oportunidades, o reconhecimento da relatividade da deficiência e da natureza classificadora e separadora das sociedades como causa de segregação e marginalização, o entender a inclusão como sinónimo de desenvolvimento cultural e sociopolítico, são alguns dos fatores que estão na base das tendências atuais em matéria de inclusão escolar, tão claramente visíveis nos processos de diversificação das práticas educativas e comunicativas (educomunicativas) levadas a cabo nos vários países, nomeadamente a partir da *Declaração de Salamanca (1994)*.

Partindo deste enquadramento geral, pretende-se, numa perspetiva alargada, que vá das filosofias e dos modelos às práticas e estratégias de intervenção, analisar a problemática dos sistemas alternativos de comunicação, na sua adequação à diversidade das situações de risco desenvolvimental, dando-se uma ênfase especial à relação entre comunicação interativa e desenvolvimento das competências neuromotoras, cognitivas e afetivas, condição base do acesso ao máximo das autonomias possíveis e à participação ativa das pessoas com deficiência e suas famílias na construção dos seus próprios projetos de vida.

Quanto ao facto de se usarem os conceitos de *"pessoa cega"* ou *"pessoa normovisual"*, *"ceguinho"* (que ainda se ouve dizer ou sussurrar em situações de comiseração ou caridade), *"cego"* ou *"invisual"* na sociedade em geral, a razão do rigor na utilização sobretudo dos termos *"cego"* e *"invisual"* com o mesmo significado é discutível.

Sendo mais precisos em relação a esta afirmação e convicção, basta seguirmos uma metodologia de análise sustentada em fontes de informação (escritas e orais), como enciclopédias, dicionários, literatura da especialidade sobre a cegueira (literatura médica ou no domínio das ciências sociais e humanas) e no questionamento da atual opinião pública, recorrendo, formal ou informalmente, aos pareceres de pessoas cegas e normovisuais.

Em regra, observamos na espontaneidade destas pessoas, em conversas informais sobre o assunto, as suas tendências para um ou outro vocábulo. Isto porque, em nossa opinião,

«A espontaneidade é, em geral, a voz do impulso da cumplicidade e da momentânea verdade das coisas.»

(Guerreiro, A. Deodato, Casa do Alentejo/Lisboa: 14.01.2017).

Assim, em relação ao uso dos dois conceitos, podemos inferir, da nossa análise e de forma sintetizada, as seguintes deduções:

I.4.1. Cego, ou invisual? – A

De acordo com o investigado e sustentado por linguistas/dicionaristas de relevante e inquestionável poder de análise e saber, os vocábulos *"invisual"* e *"cego"* consideram-se sinónimos, mas com peso idiossincrático e semântico, psíquico e emocional diferente para as pessoas normovisuais (sobretudo quando se referem ou se dirigem às pessoas cegas, mas em presença destas, persistindo ainda o vocábulo *"ceguinho"* nas circunstâncias acima aludidas) e para as pessoas cegas (muito em minoria entre elas), que admitem disfarçar e diluir no conceito o impacto da sua deficiência. Basta estarmos atentos a uma pessoa cega que pede esmola num sítio público qualquer.

I.4.2. Cego, ou invisual? - B

Ponderando os efeitos de recepção pública de um e de outro vocábulo, *"invisual"* tem um sentido eufemístico (por isso mais suave e, aparentemente, mais aceitável) e utiliza-se, nessa medida, principalmente por pessoas normovisuais, pressupondo-se que o seu efeito fonético/sensoriocognitivo seja menos agreste e mais inclusivo para as pessoas cegas, mas havendo também uma minoria de pessoas cegas que prefere o termo, por se lhes afigurar mais adequado a uma suposta evolução tiflocultural.

I.4.3. Cego, ou invisual? – C

"Cego" é o termo tecnicamente correto, tendo em conta o curso e impacto paraverbal do vocábulo, apresenta-se-nos, paradoxalmente, como um termo mais duro, também mais marginalizante do que *"invisual"*, mercê da força da essencialidade negativista histórico-cultural vivida e registada ao longo dos séculos.

I.4.4. Cego, ou invisual? – D

Como pessoa cega, prefiro o vocábulo *"cego"* a *"invisual"*, cujo valorativo efeito fonológico e sígnico já incorporei na minha filosofia de linguagem e convicção, no hábito e cultura lexical específica, simultaneamente num propósito pedagógico perspetivado na suavidade formal e na fortaleza de princípios teórico/empíricos para a natural intercompreensão do conceito entre pessoas cegas e normovisuais.

I.5. Razões e Resoluções nos Desequilíbrios Pai-Mãe-Filho Cego

Há que encarar científica e humanamente as razões e as resoluções dos desequilíbrios do trinómio humano pai-mãe-filho cego, perspetivando a otimização da *modificabilidade* e *aprendizibilidade* (utilizando a conceptualidade do psicomotricista e psicopedagogo Vítor da Fonseca) em função da suplência multissensorial e sociocognitiva face aos problemas visuais.

Reforçando e consolidando esta constatação, recorremos a Vítor da Fonseca, nos dois subpontos seguintes:

I.5.1. A modificabilidade

A *"modificabilidade"* é a

«habilidade cognitivo-comportamental para alterar e modificar condutas visando o enriquecimento cognitivo e a capacidade flexível e criativa de resolução de problemas.»

(Fonseca, 2017c).

É que somos os habitáculos e os lapidadores intelectuais das nossas memórias mais determinantes, mais ou menos fortemente inseridas na evolução dos tempos do físico, do pensamento e da espiritualidade, e são elas que, de algum modo permanecendo, nos conferem personalidades próprias nas nossas manifestações e decisões, nessa medida nos influenciando e identificando nas nossas atuações boas ou más, como mentores para o bem ou caciques para o mal, como crentes, agnósticos ou ateus, como interventivos docentes, orientadores e mediadores para o bem ou para o mal, sem fundamentalismos... ou com eles mais ou menos enraizados (livremo-nos dessa patologia!)... Com mais ou menos predisposições e êxitos para o bem ou para o mal... Somos as nossas memórias que, connosco, podem crescer e tomar as mais diversas formas, enquadradas num itinerário de vida que nos impuseram, em que caímos, ou que escolhemos, decididamente.

A "modificabilidade" e a "aprendizibilidade" desempenham nesta caminhada uma função psicomotricista e psicoeducativa para refletirmos mais, redimensionarmos e atualizarmos a nossa obrigatória posição interventiva, humana e humanizante da vida para todos, no mundo. Bem sabemos que só há relação social e de mútua aceitação, essencialmente, no caso, entre as pessoas cegas e as normovisuais, desde que essa relação assente na vital infocomunicação emocional e nas atitudes (em empatia), de mãos dadas e a falarem a mesma língua, nas palavras e nas ações. É uma cultura que se ganha a partir do berço.

I.5.2. A aprendizibilidade

A *"Aprendizibilidade"* é a

«*mudança de comportamento duradoura e flexível, que comporta, em paralelo, uma alteração de redes neurofuncionais e uma construção de mapas cognitivos, e consequentemente, um aumento do repertório de competências do indivíduo. A aprendizibilidade transcende a aprendizagem, no sentido em que ela é resultante não apenas duma sequência natural da maturação nervosa do organismo do indivíduo, mas decorrente da sua experiência diversificada, empenhada e prolongada numa determinada tarefa, o que necessariamente envolve uma prática deliberada e intensiva, visando a sua perfectibilidade humana, o seu enriquecimento performático e a sua adaptabilidade permanentes a novas situações problema e a níveis de comportamento de complexidade crescente. Tratando-se duma predisposição comportamental em permanente mutação, ela envolve naturalmente a memória e fusiona-se com ela, quer se tratem de aquisições motoras ou perceptivas quer emocionais, sócio-relacionais, cognitivas ou linguísticas.*»

(Fonseca, 2017a).

No fundo, e como emergência desta sustentabilidade científica, são as ferramentas humanas formais e vitais da vida que às vezes menosprezamos, as imprescindíveis ao relacionamento e interação, à sociocomunicabilidade e à competência sociocognitiva, à generosidade e gratidão, mas que são também aquelas que nos perseguem e nunca nos abandonam enquanto a nossa conscientização dessa real necessidade não estiver em plena ação operacional e funcional.

I.5.3. Intervenção educomunicacional precoce e inclusão

É neste entrosamento psicomotricista e psicoeducativo que justificamos a intervenção educomunicacional precoce e inclusiva, com especial incidência no terreno, em que a boa ou boas práticas inclusivas têm de produzir obrigatoriamente férteis e saudáveis resultados no contexto ou contextos da inclusão familiar e comunitária, escolar e social.

I.5.4. Educomunicação inclusiva

Em nosso entender, a *"educomunicação inclusiva"* é o

«*Processo inclusivo de educação e formação de crianças ou alunos com necessidades educativas especiais, eliminando barreiras que, na escola, impedem estes alunos de participar nas atividades escolares, e obstruções comunicacionais e de outra ordem, que, numa conversa informal ou formal ou num qualquer trabalho em aula com estes alunos, os mesmos não fiquem sem a esclarecida informação sobre o assunto ou assuntos em contexto, evitando marginalizações e discriminações destes alunos. A educomunicação inclusiva tem, por isso, como objetivos, criar condições a todos os níveis e para todos os alunos, os que têm necessidades educomunicativas especiais e todos os outros, para que possam aceder com equidade ao processo de ensino-aprendizagem e enquadrar-se, naturalmente, num qualquer contexto de aula ou de convívio escolar. A intercepção da comunicação na educação e vice-versa deve processar-se sempre de forma inclusiva, educando com a ajustada comunicação e comunicando, com a adequada linguagem aos diferentes níveis cognitivos e de dificuldades de aprendizagem, consoante o observável no grau de exigibilidade da turma nesse processo de ensino-aprendizagem para todos. (...). O enfoque do movimento da escola inclusiva não deve colocar-se apenas no aluno ou na criança, de acordo com os seus problemas intrínsecos, mas, sobretudo, no processo de transformação da escola, nos vários domínios, como organização, recursos, currículo, diferenciação pedagógica, envolvimento dos pais e da comunidade, para que ela possa responder à diversidade humana e concretizar o grande desígnio de ser uma escola para todos.»*

(Guerreiro, 2017d).

I.6. Intervenção Precoce

Há que promover no *trinómio humano* em referência *(pai-mãe-filho cego)*, na família e comunidade envolvente, um conjunto de circunstâncias/valores humanos e materiais para o bem-estar biopsicossocial, biossociocognitivo, mental e cultural.

GUIA DE INTERVENÇÃO PRECOCE NA DISFUNÇÃO VISUAL
Augusto Deodato Guerreiro

Há todo um trabalho de intervenção precoce, a envolver a família nessa intervenção, que tem de começar a operar-se desde o berço sob a orientação prática de equipas multidisciplinares com as ajustadas competências e treino para intervirem com precisão, de forma saudável e frutífera para o bebé e pais, ou familiares.

«Pela investigação desenvolvida e pelos conhecimentos que se foram reunindo sobre o desenvolvimento da criança é hoje possível afirmar que o investimento feito ao nível da saúde da educação e do apoio social nas idades precoces é uma das melhores formas de garantir um desenvolvimento equilibrado e harmonioso, bem como o progresso das sociedades.

Entende-se por intervenção precoce todas as formas de proporcionar às crianças em idades precoces (entre os 0 e os 6 anos) e às suas famílias os apoios e os recursos necessários de forma a potencializar ao máximo o processo de desenvolvimento e o funcionamento familiar pela importância que o mesmo tem no desenvolvimento da criança.

A intervenção precoce visa intervir a três níveis: como forma de prevenção dos problemas desenvolvimentais, intervindo mesmo antes do nascimento e desde os primeiros anos de vida; como forma de minorar os danos desenvolvimentais, intervindo logo que os problemas e as necessidades sejam detetados, favorecendo a precocidade da deteção dos fatores de risco; e, como forma de acompanhar e desenvolver programas de intervenção que possam contribuir para potencializar ao máximo as capacidades e competências da criança, tendo em conta as suas necessidades especiais.

Os autores têm chamado a atenção para o número de casos crescente que emergem da identificação precoce das crianças e das famílias em risco e para a necessidade de se implementarem modelos de atendimento que enquadrem as situações de risco e as crianças com necessidades especiais por via das perturbações desenvolvimentais, recomendando-se que se estruturem modelos de atendimento multidisciplinares que incluam, numa ação concertada, as famílias, os técnicos, os cuidadores e a comunidade em geral.»

(Rasteiro, 2017a).

O acompanhamento e intervenção no desenvolvimento de uma criança cega, pela complexidade de dificuldades a que obriga, não pode ser comparável ao processo seguido para a criança normovisual. O bebé normovisual aprende e vai organizando o seu caos cognitivo, muito por imitação, vendo fazer, conciliando nessa organização o que vê, o que pergunta e o que lhe é respondido. O bebé cego não tem essa possibilidade visual. É necessário criarem-se alternativas audiotáteis e sociocognitivas, socioeducativas, afetivoemocionais... pondo o bebé, ao longo da sua coevolução cognitiva e educomunicacional, a assimilar e a exercitar conceitos, saberes, por treino, aprendizagem, no convívio familiar (e alargar esse convívio à comunidade), sendo um imperativo ético e humanizante mostrar-lhe tudo o que o bebé poderia ver, mas que não pode ver, desde que acorda até adormecer, havendo a necessidade de, sem descanso, lhe desenvolver e refinar a multissensorialidade, para assim suprir o mais possível o facto de estar privado do sentido da visão.

I.7. Teoria da Variabilidade Tiflopercepcional

A nossa "teoria da variabilidade tiflopercepcional" é um projeto teórico-empírico, prático, práxico, para se exercitar e aprofundar, com a pessoa cega, a sua autonomia e independência locomocional, no relacionamento e interação ecolocalizacional, espacial e distal. Os principais sistemas sensoriais do ser humano deverão merecer, todos e não apenas, em regra, o mais absorvente (a visão), a necessária educação e, nessa medida, o implícito desenvolvimento somatossensorial e sinestésico, no caso, com especial enfoque nos bebés cegos, nas pessoas cegas. Há que desenvolver, aprofundar e aplicar a *teoria da variabilidade tiflopercepcional* (envolvendo nos projetos e exercícios bebés cegos, pessoas cegas e normovisuais), utilizando, explorando e rentabilizando ao máximo os sistemas sensoriais, incluindo as modalidades vestibular e propriocetiva, no seio do sistema somatossensorial e da sinestesia, no processo de apreensão, compreensão e intercompreensão multissensorial e sociocognitivo (tanto quanto possível em analogia com a visão), de acordo com o grau de "*continuidade*" ou de "*descontinuidade*" da *modalidade sensorial* ou *modalidades sensoriais* que se utilizarem.

Estamos a pensar no facto de podermos olhar intencionalmente, ou não, para as coisas de forma *contínua* ou *descontínua* (mas vendo-as sempre que quisermos, dirigindo para lá o olhar) e de podermos apenas ouvir coisas, sons de coisas (desde que elas emitam som e que o possamos ouvir), de modo "*contínuo*" ou "*descontínuo*", por exemplo no caso dos sons das mesmas permanecerem audíveis (a ouvirem-se) continuamente, com interrupções ou deixarem de se ouvir.

Se, neste enquadramento e situação, testarmos crianças cegas e normovisuais, pessoas cegas e normovisuais, facilmente nos aperceberemos das diferenças na precisão locomocional e direcional de umas (utilizando a audição) e de outras (utilizando a visão).

Por exemplo:

Se colocarmos um bebé cego (que já anda), ou uma criança cega, a dirigir-se ao pai ou à mãe, que o chama ou a chama (uma, duas ou três vezes...) a distâncias variáveis, de cinco a vinte, até cinquenta metros ou mais (tendo em conta o grau de precisão do sistema nervoso na articulação interativa dos sentidos e as condições acústicas e atmosféricas na facilitação ou dificuldades nessa precisão), os resultados desse teste variam conforme a sua capacidade de concentração, de lidar com os fatores ambientais e de caminhar em linha reta na direção do pai ou da mãe.

Se colocarmos um bebé normovisual (que já anda), ou uma criança normovisual, a dirigir-se ao pai ou à mãe, que o chama ou a chama (apenas uma vez), na mesma variabilidade de distâncias, não serão observadas hesitações na direção do pai ou da mãe, desde que, claro, não existam condicionantes adicionais que dificultem esse movimento.

Verificaremos que o bebé ou a criança cega precisa

ouvir (uma ou mais vezes) a voz do pai ou da mãe, para ao pai ou à mãe se dirigir sem hesitar e com segurança, ao passo que o bebé ou a criança normovisual só tem de ver o pai ou a mãe (eventualmente ouvindo chamar só uma vez), para se dirigir direta e imediatamente ao pai ou à mãe.

Estes testes podem aplicar-se a pessoas cegas e normovisuais, de diferentes níveis etários e de desenvolvimento cognitivo e multissensorial, e a distâncias muito variáveis, sendo o êxito das pessoas cegas tanto maior quanto melhores forem o seu desenvolvimento somatossensorial e sinestésico (na suplência multissensorial) e as adequadas condições acústicas, também de ordem térmica e biomecânica, de orientação e mobilidade, o estado atmosférico (normal, com sol, com chuva, com vento...), condicionantes ou situações que, desde que não existam défices a condicionar, não se colocam à pessoa normovisual.

Consoante o tipo de intervenção e de exercício ou experienciação que se fizer desta *teoria da variabilidade tiflopercepcional* com pessoas cegas, desde a mais tenra idade, assim a criança cega ou a pessoa cega se habituará, menos ou mais facilmente, a familiarizar-se e a ecolocalizacionar-se num qualquer contexto ou lugar, permitindo-lhe a sua suplência multissensorial e cognitiva, sociocognitiva, perceptivomotora e interativa na orientação e mobilidade, ter uma (porventura exata) noção espacial e distal do lugar em que se encontra, e podendo ser capaz de localizar pontos de referência e a mais diversa informação na abrangencialidade da sua capacidade auditiva e multissensorial, enquadrada na concepção e experienciação de mapas mentais/cognitivos. Nesse espaço, a pessoa cega, umas vezes isolada e outras em partilha, poderá integrar-se e contextualizar-se nas várias situações e experienciá-las, descobrindo e ganhando as necessárias referências autonómicas e de independência nos mais variados contextos e situações.

O bebé, a criança ou a pessoa normovisual *fixa um ponto acessível*, seja a que distância for no seu horizonte visual, e consegue chegar a esse ponto sem desvios na direção ou problemas de exata localização.

O bebé, a criança ou a pessoa cega *fixa um qualquer ponto a distância*, no seu horizonte multissensorial, ou que só pode ser através da audição e/ou de outras modalidades sensoriais eventualmente associadas ou associáveis, e pode não chegar exatamente a esse ponto alvo, conforme a distância e a ausência de referências, inclusive sonoras, porque luta contra uma dificuldade em manter o alvo no seu exato horizonte auditivo, a não ser que esse ponto fique a emitir um som permanente ou interrompido por breves silêncios.

A nossa *teoria da variabilidade tiflopercepcional*, no plano ecolocalizacional, funciona perfeitamente para uma pessoa cega, desde que a *continuidade*, a qualquer nível tiflopercepcional, se mantenha. Trata-se de uma teoria cuja prática deverá ser bem aplicada e exercitada em orientação e mobilidade, num específico Curso de Formação Especializada (conforme o expresso no ponto II.8.3.). Para a pessoa normovisual, não há necessidade de se acautelar esta questão ecolocalizacional, porque, quem vê (e desde que haja luz), fixa o alvo e dirige-se-lhe sem as hesitações que a *descontinuidade* (por ausência do sentido da visão) coloca à pessoa cega.

Um bebé que nasce cego ou que adquire esse défice sensorial nos primeiros meses ou nos primeiros anos de vida, tem necessidade de um permanente e atento acompanhamento da mãe (preferencialmente do pai e da mãe, de ambos), desde que acorda até adormecer, conforme o já atrás sustentado, no sentido de tudo aquilo que se pode ver à sua volta e a uma distância alcançável pela visão com o grau normal de acuidade, lhe possa ser nitidamente explicado, com objetos, réplicas, e todos os materiais táteis e audiotáteis e com as palavras certas, numa natural evolução verbal e refinamento vocabular ajustados ao desenvolvimento cognitivo e sociocognitivo do bebé, usando-se também a apropriada áudio-descrição.

A ausência de uma modalidade sensorial, no caso a mais absorvente de todas, dá lugar ao desenvolvimento apurado das que restam.

Mas o desenvolvimento táctil nas pessoas cegas resulta da prática da sua utilização. O cérebro, segundo um estudo efetuado na Universidade de MacMaster, no Canadá (e publicado no *«Journal of Neuroscience»*), com pessoas cegas e normovisuais, não compensa a perda do sentido da visão. Neste estudo, em que os investigadores envolveram a colaboração de 28 pessoas cegas (com experiência variável na leitura do Sistema Braille) e 55 pessoas normovisuais, concluiu-se que «*é a prática que acaba por desenvolver as capacidades tácteis das pessoas cegas e não qualquer compensação da visão*» por outra modalidade sensorial, e que «*a dependência diária do tacto para quase todas as tarefas aumenta a sensibilidade táctil*». Este estudo veio colocar em causa a ideia de que as pessoas cegas desenvolvem no seu cérebro aptidões tácteis superiores às das pessoas normovisuais. Todos os colaboradores no estudo foram testados em relação à sensibilidade em seis dedos de ambas as mãos e também nos dois lados do lábio superior, método este que os investigadores utilizaram para esclarecer se a sensibilidade na pele aumenta com a cegueira ou se essa sensibilidade decorre da prática. No que respeita aos dedos mais treinados, de acordo com um dos investigadores, Daniel Goldreich, chegou-se à conclusão de que os participantes cegos e normovisuais tiveram resultados idênticos nos testes de sensibilidade nos lábios. Já no que se refere à sensibilidade na ponta dos dedos, as pessoas cegas habituadas a ler e a escrever o Sistema Braille demonstraram ter melhores resultados, maior sensibilidade. Além disso, verificou-se que os leitores de braille, principalmente os que mais horas diárias dedicam à leitura, tinham o tacto mais desenvolvido nos dedos mais usados na leitura. A este propósito, cabe aqui referir que conhecemos quem lê fluentemente braille só com o dedo indicador da mão esquerda, com o dedo polegar... o que significa que se pode exercitar qualquer um dos dedos para ler ou identificar um objeto, o que for. Concluiu-se também que, se os participantes cegos tivessem desenvolvido sensibilidade táctil «como substituto da visão, regido a partir do cérebro, teriam demonstrado isso em todos os dedos e não nos que mais usam para ler braille».

Todavia, não tendo funcionais e operacionais os cinco grandes sistemas sensoriais, faltando-nos o que representa cerca de 80% em relação ao conjunto dos restantes, parece não haver dúvidas em que há que compensar essa ausência, potencializando mais os que restam, redimensionando-lhes e ampliando-lhes os atributos e competências para que consigam ser pessoas capazes e atuantes como as demais, no uso dos plenos direitos de cidadania e equidade. A perda de uma modalidade sensorial gera ou desperta a funcionalidade e repotenciação das outras, nelas implicitando alternativas sociocognitivas e sociocomunicacionais, aprendendo a conferir e a utilizar uma mais alargada e refinada abrangência sensorial e multissensorial.

Diz Enrique Rojas (nascido em 1949), Professor Catedrático de Psiquiatria na Universidade de Extremadura e Diretor do Instituto Espanhol de Pesquisa Psiquiátrica em Madrid, que

«O que nos ajuda a crescer como pessoa são as perdas, de onde tiramos sempre uma aprendizagem».

Portanto, também num contexto durkheimiano, precisamos de sentir a necessidade da experiência e de experienciar, da observação e da recolha de dados frutíferos para integrar na nossa utensilagem mental, agindo e saindo de nós próprios para acedermos à "*escola das coisas*", no caso de as querermos conhecer e compreender, comunicar e ensinar, partilhar. Precisamos saber aprender a aprender para sabermos ensinar a ensinar e ensinar a aprender. É nesta base e propósito que a minha caminhada tem vindo a acontecer e a concretizar-se por etapas, sendo afortunado pelas intempéries (que sempre produzem soluções) e pelos grandes valores humanos da "escola da vida".

Para um bebé cego (uma criança ou uma pessoa cega), tudo o que existe à sua volta se deve poder tocar, nem que seja com a palavra e com o auxílio de réplicas específicas, de texturas variadas e adequadas, de forma a que o bebé cresça com a sua capacidade e competência cognitiva e sociocognitiva tão análoga quanto possível à dos bebés normovisuais. O psicopedagogo João dos Santos (1913-1987) também parece estar na emergência deste novo paradigma tiflopercepcional, afigurando-se-nos que a génese da áudio-descrição em Portugal lhe pode caber, quando nos deixa a ideia de que *o horizonte longínquo se toca com a palavra*. A prática de se descrever o mundo visual para as pessoas cegas é imemorial, mas a audiodescrição, como atividade técnica e profissional, veio a nascer em meados da década de 70 do século XX, nos Estados Unidos da América, no seguimento do sustentado por Gregory Frazier na sua Dissertação de Mestrado, em que trabalhara a questão do "cinema para cegos", em 1974, tornando-se o conceito de audiodescrição bem conhecido na década de 80, com o casal Margaret e Cody Pfanstiehl. Margaret Rockwell era cega e fundou o Serviço de Ledores via rádio The Metropolitan Washington Ear, e o seu futuro marido, o voluntário Cody Pfanstiehl, foram responsáveis pela audiodescrição de Major Barbara, peça exibida no Arena Stage Theater em Washington DC em 1981. A audiodescrição é um preciosíssimo auxiliar para a pessoa cega e com baixa visão, acessibilizando-lhe a informação visual estática ou dinâmica do seu interesse.

Deste modo, parafraseando João dos Santos neste contexto, cada um de nós traz dentro de si um *"segredo"*, cada *"segredo"* é a *"nossa infância"*, podemos aprender a *"ver"* com os *"dedos"* o *"horizonte próximo que nos limita"*, habituarmo-nos a *"tocar"* e a *"ver"* o *"horizonte longínquo"* que nos liberta, ultrapassando-o na imaginação, com o *"uso do ouvido e da palavra"* que *"no-lo descreve"*.

Cada bebé, cada criança, é um ser humano que apresenta ou que impõe a sua própria personalidade, na sua forma de ser e na sua forma de querer saber e de exigir conhecer e saber sempre mais.

Uma coisa é certa: mãe e filho cego, ou os pais e filho cego entram em conjunto num mundo multissensorial sem fim, de descoberta multissensorial sem fim, de desenvolvimento da suplência multissensorial sem fim, profundamente complexo e inesgotável e simultaneamente absorvente de interesse e dedicação, um mundo maravilhoso de imensurável descoberta e de soluções humanizantes que nos podem vir a unir mais uns aos outros neste mundo, infelizmente, tão carenciado de intercompreensão e humanização.

Mas a mãe ou os pais têm de adquirir, ao mesmo tempo, formação específica, com a ajuda e formação proficiente de equipas multidisciplinares especializadas, devidamente preparadas e treinadas para lidar com a problemática da cegueira, com os bebés cegos e com as suas próprias famílias, num dinâmico, substancial e sustentável processo de desenvolvimento biopsicossocial e humano do bebé ou da criança, da família e da sua comunidade, de modo a que não venham a surgir grandes surpresas e perturbações para o bebé ou para a criança, à medida que for dando os sucessivos e desejáveis passos firmes na vida e no tempo, na escola, na sociedade, no emprego, na família que vier a constituir, ao longo da vida, e com uma postura e uma realização pessoal e social tão semelhante quanto possível aos cidadãos normovisuais.

CAPÍTULO II

DA INTERVENÇÃO PRECOCE NA INFÂNCIA DE CRIANÇAS CEGAS À SUA EDUCOMUNICAÇÃO, ORIENTAÇÃO E MOBILIDADE NA FAMÍLIA, NA ESCOLA E NA SOCIEDADE:

Um Novo Paradigma para o Direito à Participação Social das Pessoas Cegas?

GUIA DE INTERVENÇÃO PRECOCE NA DISFUNÇÃO VISUAL
Augusto Deodato Guerreiro

A questão da inclusão é o espírito implícito e transversalizante a todo este alinhamento e enquadramento de ideias, de desafios e propostas, de convicções e alertas, com que temos vindo a apresentar a matéria deste repositório educomunicacional e infocomunicacional, procurando problematizá-la num propósito elucidativo e também sugestivo, sob o ponto de vista pedagógico e teórico-empírico. Nesta aceção, restringindo o conceito de inclusão às pessoas com deficiência, no caso às com disfunção visual, a inclusão é a mútua naturalidade e a igual reciprocidade na aceitação com que as pessoas cegas e normovisuais se relacionam e interagem entre si.

Tratando-se de cegueira congénita, a inclusão é um processo que deve iniciar-se logo no berço, procurando-se desenvolver a multissensorialidade do bebé e proporcionando-lhe, na sua dimensão desenvolvimental, tudo o que os olhos podem ver, no seguinte compromisso polinomial:
"Bebé + Família + Equipas Multidisciplinares + Meio Envolvente".

Se, antecipadamente, for diagnosticado que o bebé vai nascer cego, essa intervenção deverá ter a sua génese (com os pais) logo no processo de gestação. Conforme o acima sustentado, bem sabemos que é a partir do berço que nos habituamos a lidar com as diferentes problemáticas, convivendo com elas e compreendendo-as na importância das suas diferenças para nos sentirmos mais iguais e suprirmos mais dificuldades com essas diferenças, bebés normovisuais e cegos, crianças normovisuais e cegas, alunos normovisuais e cegos, adolescentes e jovens normovisuais e cegos, adultos normovisuais e cegos.

Continuando a colocar-me no centro desta abordagem, e achando oportuno e útil partilhar com o leitor, de modo recapitulativo, certos pormenores que poderão ajudar ao equacionamento de matéria para o desenvolvimento e inclusão social da pessoa cega, seguem-se algumas etapas por que tenho vindo a passar, e que poderão consubstanciar a preparação consistente e a realização de todo um trabalho de intervenção precoce simplesmente profícuo, incluindo a compreensão dos menos esclarecidos neste processo:
· Em dois anos, fiz a minha 4ª Classe (a então Instrução Primária) e Admissão ao Liceu (o Exame obrigatório para prosseguir estudos), no Instituto de Cegos Branco Rodrigues, onde aprendi o Sistema Braille e estudei música (solfejo, piano e violino).
· Aí desenvolvi a motricidade fina, a cognição e a competência sociocognitiva, e ganhei um mais apurado sentido de orientação e mobilidade.
· Tudo o que consegui fazer naquele Instituto foi extrema e consistentemente bem concentrado, treinado, promissor e tem sido vital e profícuo ao longo da minha vida.
· Mas a literacia braille e as decorrentes acessibilidade e usabilidade das literacias digitais inclusivas revolucionaram, num sentido inequivocamente positivo, todo o meu desenvolvimento educomunicacional e sociocognitivo, biopsicossocial e humano, bem-estar

social e qualidade de vida em auto estima e auto imagem, autoconceito e autoconfiança, num espírito de inclusão gerido por mim próprio.

· Estudei praticamente todo o liceu (em regime noturno e com todo o apoio em material específico) na ex-Liga de Cegos João de Deus (hoje integrada na ACAPO) e fiz todos os exames no Liceu Passos Manuel.

· Bacharelei-me e licenciei-me em História, na Faculdade de Letras da Universidade de Lisboa, utilizando, para a tomada de apontamentos e estudo:

- A pauta braille, assente numa esponja de 1 ou 2cm de espessura e folhas de papel de máquina dactilográfica, muito finas, para assim amortecer o pontear dos caracteres com o punção e não incomodar ou distrair os colegas com o som do picotear os meus apontamentos, os quais começaram até a ser solicitados e usados pelos meus colegas devido à imensa informação que condensavam, pois, este processo de tomada de apontamentos deu-me uma enorme capacidade de síntese.

- O gravador de cassete e de bobina, o que rapidamente abandonei, porque isso obrigava-me a reouvir as aulas, o que muitas vezes não me era possível, faltava-me o tempo, eu era operário metalúrgico e trabalhava na Fábrica de Máquinas de Escrever MESSA, tendo de conciliar os tempos para poder trabalhar e estudar.

- Livros em braille, no capítulo da História praticamente inexistentes em Portugal, cheguei a solicitá-los ao estrangeiro, mesmo em língua alemã, o que me ajudou a exercitar o alemão.

- Trabalho em grupo com colegas, estudávamos e

fazíamos os trabalhos em grupo, havia sempre um colega que lia em voz alta extratos de livros, documentos que eram disponibilizados pelos docentes, incluindo as famosas "sebentas", eu acionava o meu gravador nesses momentos de estudo, essas leituras ficavam gravadas e chegavam a ser usadas por todos os elementos do grupo.

• Pós-graduei-me em Ciências da Comunicação, Biblioteconomia e Arquivística, na Faculdade de Letras da Universidade de Coimbra, criando o meu próprio acervo documental em braille e gravado em fita magnética, também com a realização de trabalhos em grupo.

• Doutorei-me em Ciências da Comunicação, na Especialidade Comunicação e Cultura, na Universidade Nova de Lisboa, já com o recurso a equipamento tecnológico adequado.

• Fiz a minha Agregação em Ciências da Comunicação, na Especialidade Comunicação e Cultura Inclusivas, na Universidade de Trás-os-Montes e Alto Douro, já com recurso à utilização do equipamento tiflotecnológico necessário.

• A partir de 1991, comecei a não sentir grandes dificuldades nos diferentes Cursos por que fui passando, dado o facto de beneficiar de equipamentos tecnológicos específicos, e em inclusão, só tendo de alertar por vezes os professores em relação a um ou a outro pormenor registado no quadro sem ser referido oralmente por eles.

Hoje, como professor:
• Nas minhas aulas, só não vejo os meus alunos, mas

vejo-os muito bem com a suplência multissensorial que tenho vindo a exercitar e a refinar ao longo da vida.
· Usei durante muito tempo os materiais de suporte audiovisual mais primitivos.
· Desde 2002, comecei a usar todos os apetrechos mais sofisticados, tendo-me compatibilizado mais com o *powerpoint*.
· Os trabalhos dos meus alunos são-me enviados, por eles próprios, via *e-mail*.
· As Frequências e Exames manuscritos dos meus alunos são-me lidos em casa por uma "paleógrafa", com quem casei há mais de três dezenas de anos.
· Quanto aos trabalhos de orientação de alunos em mestrado e doutoramento, são questões que não se me colocam, quer em termos de estruturação metodológica e científica quer em termos de elaboração e correção de trabalhos de investigação, porque as tecnologias e produtos de apoio atualmente disponíveis permitem à pessoa cega o acesso e usabilidade de toda a informação em suporte digital, acessível *online* ou *offline*.

Os docentes especializados em educação especial na área da disfunção visual, para receberem uma ou mais crianças cegas ou com baixa visão numa sala de aula com crianças normovisuais, no denominado ensino regular, deveriam passar previamente por certas obrigações de formação pedagógica, para aquisição de competências, como:
· Todo o Professor deveria ter no seu currículo universitário e de formação específica um domínio de estudo obrigatório: conhecimento e sensibilização

pedagógica para as diferentes problemáticas da deficiência.

• O Professor de uma qualquer disciplina que, numa Escola de Referência, também integra na turma crianças cegas e/ou com baixa visão, deveria, pelo menos:

a) Conhecer a problemática da cegueira e as possíveis formas de suprir a ausência da visão pela suplência multissensorial e através da literacia braille e/ou de outros meios complementares de leitura e escrita.

b) Saber braille, nos planos linguístico e da notação científica, bem como as demais literacias acessíveis e inclusivas, conforme o exigido para o grupo de recrutamento 930.

c) Para corresponder ao exigido no âmbito habilitacional do grupo de recrutamento 930, ter feito, com o necessário rigor, um «Curso de Formação Especializada em Educação Especial - Alunos Cegos e com Baixa Visão», acreditado, com o mínimo de 250 horas, pelo CCPFC/Braga e obedecendo aos critérios principais seguintes:

- **Formação Geral**, com as unidades curriculares

"Escola Inclusiva: Diversidade e Equidade" e

"Psicologia do Desenvolvimento e Aprendizagem";

- **Formação Específica**, com as unidades curriculares

"Competências Educomunicativas",

"Tecnologias de Apoio e Literacia Digital",

"Sistema Braille: Prática de Leitura e Escrita" e

"Desenvolvimento Tiflopercepcional e Relacional: Orientação e Mobilidade";

- **Investigação**, com o seminário

"Projeto de Pesquisa em Disfunção Visual".

d) Saber orientação e mobilidade adequadas às pessoas cegas e com baixa visão.

e) Saber lidar com as crianças cegas e com baixa visão como lida com as crianças normovisuais, numa perspetiva pedagógica multinível, ajustada às capacidades e competências de todos os alunos da turma.

f) Poder o professor da disciplina socorrer-se, sempre que necessário, de um regime de coadjuvação bem definido, entre o professor da disciplina e o docente de educação especial, dominando este a literacia braille e/ou que possa providenciar o acesso a esse domínio.

g) Poderem os professores das diferentes disciplinas, nas Escolas de Referência, que englobam alunos com disfunção visual, beneficiar de um número de horas de apoio, que façam obrigatoriamente parte da componente letiva.

h) Poderem as Escolas de Referência no domínio da visão oferecer o maior número possível de opções ao nível das áreas vocacionais, de modo a responderem às diversas vocações dos alunos cegos e com baixa visão, para o efeito integrando essas Escolas uma ajustada equipa multidisciplinar de apoio, obedecendo à obrigatoriedade de todos os alunos terem igualdade de oportunidades no acesso e frequência das diferentes ofertas educativas e formativas.

• Também neste contexto inclusivo, conforme o tipo de necessidades educativas, os alunos com disfunção visual deverão estar abrangidos por recursos específicos de apoio à aprendizagem e à inclusão, designadamente:

a) Recursos humanos específicos de apoio à aprendizagem e à inclusão (docentes de educação especial; técnicos especializados e assistentes operacionais com formação específica).

b) Recursos organizacionais específicos de apoio à aprendizagem e à inclusão (equipa multidisciplinar de apoio à educação inclusiva; centro de apoio à aprendizagem; escolas de referência no domínio da visão).

c) Recursos específicos existentes na comunidade a mobilizar para o apoio à aprendizagem e à inclusão (equipas locais de intervenção precoce; equipas de saúde escolar dos ACES/ULS; comissões de proteção de crianças e jovens; centros de recursos para a inclusão; instituições da comunidade, como serviços de atendimento e acompanhamento social do sistema de solidariedade e segurança social, serviços do emprego e formação profissional e serviços da administração local; estabelecimentos de educação especial com acordo de cooperação com o Ministério da Educação).

O papel das crianças ditas escorreitas, colegas das crianças cegas e/ou com necessidades educativas especiais também é fundamental para a inclusão escolar destas, desde que, na escola, haja um natural relacionamento e interação entre umas e outras.

• As crianças com NEE e as crianças ditas escorreitas devem conviver umas com as outras o mais possível, mas devidamente sob a vigilância, ainda que discreta, de professores, técnicos e assistentes operacionais devidamente preparados nos diferentes requisitos que justifiquem a sua intervenção pedagógica a todo momento, alertando os alunos sem problemas e os alunos com problemas num enquadramento lúdico-intelectual saudável, de convivialidade e de inclusão.

Ao nível da educação inclusiva em Portugal, há, presentemente, aspetos fortes, mas apenas pontuais e mercê de alguns profissionais devidamente habilitados e empossados nos domínios da sua especialização, e os menos conseguidos, devido à ausência da específica formação e de um, por consequência, desempenho fruste.

• Principalmente a partir do legislado em Portugal, no seguimento da célebre Declaração de Salamanca, houve excelentes profissionais, docentes especificamente habilitados para lidarem com as diferentes problemáticas da deficiência, mas, a partir de 2008, a específica formação especializada de professores de educação especial para cada um dos grupos de recrutamento, "910", "920" e "930", e a responsabilização dos Governos nestas matérias, começaram a deteriorar-se, o que tem estado em discussão pública e visando um novo Decreto-Lei, o qual veio a ser publicado no dia 6 de julho, o Decreto-Lei nº 54/2018, muito se desejando e investindo apartir de agora em pôr fim a uma já catastrófica desordem nacional, sobretudo no que se refere à rigorosa especialização de professores de educação especial e à correspondente estruturação inclusiva e capacitação pedagógica, adequada às variadas necessidades educativas especiais, das específicas Escolas de Referência. Nesta aceção, e em conformidade com o expresso neste Decreto-Lei, há «*a necessidade de cada escola reconhecer a mais-valia da diversidade dos seus alunos, encontrando formas de lidar com essa diferença, adequando os processos de ensino às características e condições individuais de cada aluno, mobilizando os meios de que dispõe para que todos aprendam e participem na vida da comunidade educativa.*».

Estamos convictos de que este estado de coisas será reconduzido a "bom porto", em termos de solução educomunicacional, pedagógica e cultural, pelas sinergias institucionais e pessoais devidamente envolvidas neste processo. À medida que formos registando e somando, organizando e sistematizando, encarando e ponderando os pontos fracos, médios e fortes por que vamos passando ao longo da vida, conquistamos arsenais sociocognitivos de defesa e de ataque e ganhamos sensibilidade e poder, audácia e competência interventiva, ciência e arte no sugerir e no determinar. Foi nesta aceção que, em 15 de setembro de 2017, na Universidade de Extremadura, em Badajoz, também sustentámos a premente importância do recurso e exercício da cultura:

«*A cultura emerge na circunstancialidade de afetos e berçária em que começamos a abrir os olhos, a organizar o caos à nossa volta e a identificar-nos em consciência com o meio em que nos formamos. Assume as mais diversas formas de manifestação e de intervenção segundo o contexto do mundo da vida em que crescermos ou a que nos associarmos. A cultura está ou integra-se na necessidade inata do ser humano (o relacionar-se e o interagir), nessa medida assimilando-se por socialização, inclusive em convívios interculturais, cultivando-se, guardando-se ou tendo-se cá dentro em partilha. Não se inventa propriamente... O que se inventa e treina é a capacidade e a competência para a exercer, preferencialmente em cidadania e em partilha, com bom humor e dignidade no desenvolvimento humano e da humanização da vida para todos.»*

(Guerreiro, 2017g).

II.8. Educomunicação Inclusiva em Intervenção Precoce na Infância e ao Longo da Vida, na Disfunção Visual

O bebé cego, a criança cega, os adolescentes, jovens, adultos e seniores cegos, quando devidamente enquadrados na vida com a natural e saudável envolvência familiar e social, educomunicacional e pedagógica, cultural e em cidadania, no emprego e num horizonte de equidade de direitos e oportunidades, geram um conjunto sinergético que, funcionando, só dignifica a pessoa humana e legitima a significação da sociedade e do sentido de cada um de nós nessa mesma sociedade, diluindo rótulos marginalizantes e formas de exclusão.

Dizia-se, agora já não tanto, que a família era a célula da sociedade. Para nós, o que a *família não pode jamais é* converter-se numa coutada, mas continuar a ser chamada a ser uma escola de virtudes cívicas, de solidariedade e partilha. Nos dias de hoje, a família *e a escola devem andar de mãos dadas,* constituindo uma espécie de *célula binomial base da sociedade* e sendo necessário que todos os bebés, todas as crianças, todos os cidadãos estejam *na consolidação saudável desta célula,* assim promovendo os grandes valores humanos e o usufruto dos benefícios desta célula na inclusão familiar, escolar e social.

Foi neste contexto que, em 2012, também enunciámos preocupações com a comunicação, educação e cultura inclusivas na Escola de Referência para alunos cegos e com baixa visão. Questionávamo-nos, então:

- Se o conceito de "escola de referência" seria uma efetiva promessa inclusiva de proficuidade pedagógica, de desenvolvimento biopsicossocial e humano?

- Uma Orquestra de intenções, sem Maestro entrosado na Orquestra, escassa de músicos, de instrumentos e desafinada?

- Uma alucinação legal disfarçada de missão, que só promove a diferença na exclusão?

- Como repensar, reformular e transformar esta Orquestra numa escorreita e bela Sinfonia Humana Inclusiva, sob uma Batuta educomunicacional missionária, sem oportunismos (porque ostenta capacidades e competências que não correspondem à verdade) e sem fronteiras...?

Precisamos de Escolas de Referência verdadeiramente inclusivas e em cujo centro estejam o currículo e as aprendizagens dos alunos, nas quais, independentemente de situações de ordem pessoal e social, cada um dos alunos, todos, possam ter respostas ajustadas à diversidade das suas necessidades especiais, na aquisição de um desejável nível educomunicativo e formativo, para a plena cidadania em equidade de direitos e deveres, de oportunidades e participação social na escola e na sociedade.

Portugal tem uma importante história neste domínio e legislação avançada para atingir esse desiderato, «numa prioridade política que possa concretizar o direito de cada aluno a uma educação inclusiva que responda às suas potencialidades, expectativas e necessidades no âmbito de um projeto educativo comum e plural que proporcione a todos a participação e o sentido de pertença em efetivas condições de equidade, contribuindo assim, decisivamente, para maiores níveis de coesão social» (Decreto-Lei nº 54/2018, de 6 de julho). Tem faltado o efetivo e sério compromisso e imposição dos Governos, em consonância com a definição da UNESCO sobre a educação inclusiva (2009), visando «responder à diversidade de necessidades dos alunos, através do aumento da participação de todos na aprendizagem e na vida da comunidade escolar» (Decreto-Lei acima referido). Seria só rever, adequar e pôr em prática o institucionalmente determinado, também aprovado pelo nosso País, na ratificação da Convenção sobre os Direitos das Pessoas com Deficiência e seu protocolo adicional, adotada na Assembleia Geral das Nações Unidas, em 30 de março de 2007, aprovada pela Resolução nº 56/2009, de 30 de julho, da Assembleia da República, e ratificada pelo Decreto do Presidente da República nº 71/2009, de 30 de julho, o que veio a ser reconfirmado pela «Declaração de Lisboa sobre Equidade Educativa», em julho de 2015, juntando a todo este arrazoado o que, de melhor e mais ajustado, professores especializados em educação especial na área da disfunção visual e equipas multidisciplinares específicas, pais e encarregados de educação tiverem investigado e estudado, constatado e refletido para aplicação e, de mãos dadas com o Governo, implementar no nosso País, com base no regime jurídico em vigor para a educação inclusiva.

O ar governativo, sociopolítico e institucional específico na questão da educação inclusiva, que começamos a respirar, exala um aroma promissor. A continuação da envolvência interdisciplinar de todos os interessados neste processo, designadamente Governo, Professores/Escolas, Pais e Encarregados de Educação, irá encontrar as soluções desejáveis. Neste sentido, a formação especializada em educação especial e a reformulação e inovação de algumas práticas da escola inclusiva, ao abrigo da Portaria nº 201-C/2015, de 10 de junho, bem como o Decreto-Lei nº 3/2008, de 7 de janeiro, alterado pela Lei nº 21/2008, de 12 de maio, legislação revogada por uma deliberação legislativa à medida da exigibilidade das prementes necessidades educativas especiais, entram agora num enquadramento mais favorável e de mais convicção, no que se refere a este estado de coisas que se tem vivido no nosso país.

Na verdade, já em 2010 a Associação dos Cegos e Amblíopes de Portugal (ACAPO) realizara um colóquio subordinado ao tema, cujas conclusões e recomendações, em nossa opinião, ainda hoje se mantêm atualizadas, razão por que cabe enquadrá-las neste ponto.

II.8.1. Escolas de Referência

Assim, no que respeita à Escola de Referência, considerando de especial interesse as **Conclusões do Colóquio «As Escolas de Referência: Uma solução para os Alunos com Deficiência Visual?»**, realizado pela ACAPO, no Centro Ismaili, no dia 30 de Janeiro de 2010, achamos oportuno transcrever ipsis verbis aqui o Documento Síntese, da responsabilidade de Fernando Abreu Matos, dada a atualidade que aquelas conclusões, comentários e sugestões, transportam até aos dias de hoje:

"I - Introdução

1 - O presente documento reúne as principais conclusões do colóquio "Escolas de Referência: Uma Solução para os Alunos com Deficiência Visual?", organizado pela ACAPO em 30 de Janeiro de 2010.

2 - As ideias aqui reunidas resultam dos contributos aduzidos pelas comunicações realizadas pelos diversos palestrantes, bem como das suas intervenções complementares e das intervenções dos restantes participantes intervenientes.

II - Os Contornos Institucionais do Problema

3 - Os trabalhos permitiram identificar um modelo institucional da educação especial para deficientes visuais tradicionalmente pouco consolidado, fruto de alterações organizacionais frequentes e não fundadas em processos de avaliação regulares e sistemáticos.

4 - Esta debilidade do subsistema é agravada pelo facto de a estruturação do mesmo ter vindo, reiteradamente, a obedecer a lógicas de subordinação: políticas, medidas e modelos impostos a partir de cima, inibindo e menosprezando o efeito multiplicador resultante da implicação dos actores.

5 - Os trabalhos permitiram constatar uma escassez crónica dos recursos humanos qualificados envolvidos: insuficiência sistemática de professores, técnicos e outros profissionais especializados.

6 - Nesta linha, acrescente-se que se tem verificado frequentemente uma Incongruência das políticas de financiamento da educação especial: prioridade discursiva ao desenvolvimento da educação integrada/inclusiva e financiamento efectivo prioritariamente concedido à educação segregada.

7 - Os trabalhos constataram ainda um reduzido impacto da investigação nos processos pedagógicos e didácticos específicos da educação de deficientes visuais: ausência de investigação nacional, a par de uma muito insuficiente divulgação da investigação realizada em centros internacionais de referência.

8 - Por fim, refira-se o reduzido envolvimento parental: Contactos pouco frequentem dos pais com a escola e geralmente reduzidos a reuniões; Interesse em ajudar os filhos inibido pelo frequente desconhecimento sobre o que fazer em concreto.

III - Os Contornos do Problema no Plano da Aprendizagem 9 - É por demais conhecido o facto de os atrasos escolares dos alunos com deficiência visual serem elevados: é significativo o número de alunos a frequentar um determinado ano de escolaridade fora da idade estabelecida como normal para a sua frequência.

10 - Os trabalhos constataram, uma vez mais, que as componentes específicas do currículo destes alunos (Sistema Braille, técnicas de orientação e mobilidade, actividades da vida diária, etc.) são por eles insuficientemente apreendidas.

11 - Os trabalhos constataram ainda que entre os alunos com deficiência visual os problemas de socialização são frequentes: baixa auto-estima, auto-marginalização, isolamento, dificuldades de mobilidade, autonomia pessoal reduzida.

IV - As Escolas de Referência como Resposta

12 - As escolas de referência para a educação de alunos cegos e com baixa visão surgem, assim, como uma resposta educativa especializada Tendente a obviar aos problemas no plano da aprendizagem acima referenciados.

13 - Em conformidade, a criação destas escolas visa garantir as adequações relativas ao processo de ensino e de aprendizagem, de carácter organizativo e de funcionamento, necessárias à organização dessa resposta.

V - As Lógicas de Acção Subjacentes

14 - Constata-se que a criação da figura das escolas de referência é orientada pela lógica do sucesso para todos: Especial atenção dispensada às especificidades dos alunos, À concepção e promoção de iniciativas destinadas a adequar as respostas formativas às necessidades de cada um, Ênfase no binómio finalidade personalizadora / finalidade igualizadora da escola.

15 - Constata-se também que a criação deste tipo de estabelecimentos é igualmente orientada pela lógica da eficácia: Ênfase na racionalização, Especial preocupação com a promoção de elevados índices de eficiência e eficácia do processo educativo, Disponibilização das ofertas formativas como respostas à procura de um público visto essencialmente como consumidor dotado de características e necessidades próprias.

16 - Constata-se, por último, que a criação destas escolas é ainda orientada pela lógica dos direitos das crianças: Apelo ao discurso sobre os direitos humanos e a princípios como justiça, solidariedade, igualdade, participação, como retórica legitimadora da acção, evocação de documentos internacionais e princípios constitucionais como fundamento das medidas adoptadas, ênfase complementar na finalidade socializadora da escola.

VI - Comentários e Observações

17 - A criação de escolas de referência para a educação de alunos cegos e com baixa visão poderá proporcionar uma rentabilização dos recursos materiais adequados. Há que

reconhecer, todavia, que o apetrechamento destas escolas é, até ao momento e na sua esmagadora maioria, manifestamente insuficiente e que a produção e/ou distribuição de manuais escolares e de outros materiais didácticos adequados à deficiência visual é escassa ou tardia, pelo que, em conformidade com as responsabilidades constitucionais e legais que lhe estão cometidas, o Estado deverá com urgência obviar a tais situações

18 - A criação de escolas de referência poderá, de igual modo, proporcionar uma rentabilização dos meios humanos qualificados. Mas há que reconhecer, também, que O número de professores de Educação Especial devidamente qualificados é largamente insuficiente, que a generalidade dos restantes docentes não possui qualquer preparação neste campo, assim como também a não possuem os funcionários das escolas, pelo que se torna indispensável e urgente proceder à implementação de programas de formação especializada que permitam quer a qualificação de professores ainda não qualificados quer o aumento dos níveis de qualificação dos já qualificados, bem como a implementação de programas de formação contínua que permitam ao restante pessoal docente e não docente a aquisição das competências essenciais a um desempenho eficaz no contexto do serviço a prestar por estas escolas

19 - A criação de escolas de referência para a educação de alunos cegos e com baixa visão poderá, ainda, proporcionar uma melhoria do processo de socialização destes alunos: ao proporcionar a cada um o contacto com o exemplo tangível de outros com as mesmas características, as mesmas limitações e protagonistas dos mesmos esforços de superação, o ambiente educativo de uma escola de referência pode estimular a sua autoconfiança e a sua auto-imagem. Mas este relacionamento entre alunos com deficiência visual perderá o seu carácter benéfico se excluir ou menosprezar o relacionamento com os demais alunos, e tal situação reúne grandes probabilidades de ocorrência se as escolas não assumirem sem rodeios nem hesitações que a heterogeneidade se apresenta como situação potencialmente mais rica para o processo de ensino-aprendizagem, e a não souberem gerir dentro e fora das salas de aula.

20 - As escolas de referência poderão, de facto, assegurar mais facilmente a abordagem de áreas curriculares específicas (como leitura e escrita em braille, orientação e mobilidade, actividades de vida diária, entre outras), mas a concretização deste objectivo encerra problemas e dificuldades que convém não escamotear. As lógicas de simples adição curricular encontram-se desde há muito esgotadas, pelo que se torna imprescindível na construção das soluções a privilegiar o recurso a uma lógica substitutiva e integrativa, em obediência à qual os conteúdos ou actividades de impossível ou extrema dificuldade de execução em face da incapacidade de cada aluno sejam substituídos, de forma integrada, por aqueles outros de carácter específico. A actual organização curricular dos níveis básico e secundário de educação e as regras que orientam a sua gestão não são, porém, as mais favoráveis à concretização deste procedimento.

21 - As escolas de referência para a educação de alunos cegos e com baixa visão, ao concretizarem o objectivo de concentrarem as crianças e jovens de um ou mais concelhos, geram ainda um outro problema de âmbito curricular que cumpre encarar de frente. A organização curricular do ensino secundário funda-se na diversificação da oferta educativa, procurando a adaptação desta às motivações, expectativas e aspirações dos alunos e suas famílias. Mas, precisamente, devido ao largo espectro dessa oferta, nenhuma escola está em condições de, isoladamente, disponibilizar a totalidade das modalidades, dos cursos e das disciplinas em que ela se desdobra. Assim, as escolas de referência, constituindo uma resposta educativa Que concentra os recursos humanos com formação especializada e os equipamentos informáticos e didácticos adequados, poderão acabar por Condicionar a escolha da escola E, por conseguinte, também a escolha do curso, podendo desse modo interferir negativamente na motivação e no sucesso académico, pelo que a densidade da rede actual destes estabelecimentos acaba por não assegurar a igualdade de oportunidades de educação e ensino aos alunos que procura servir.

22 - Esta fraca densidade da rede pode também reflectir-se negativamente no sucesso académico por via das relativamente longas deslocações a que estão sujeitos alguns alunos que frequentam este tipo de estabelecimentos. Mesmo admitindo que as escolas de referência para a educação de alunos cegos e com baixa visão concentram as crianças e jovens em função da sua localização e das redes de transportes existentes, a simples consulta de um mapa do território nacional bastará para se perceber que tais situações poderão realmente verificar-se e os relatos de alguns alunos ou famílias atestam que elas se verificam de facto. Não se esqueça, pois, que a Lei de Bases do Sistema Educativo dispõe que também o planeamento da rede de estabelecimentos escolares deve "assegurar a igualdade de oportunidades de educação e ensino a todas as crianças e jovens."

23 - Por fim, é indispensável Não esquecer e muito menos ignorar que estudos levados a cabo tanto na Europa como nos Estados Unidos mostram que os pais tendem a não matricular os seus filhos em escolas que se distinguem por acolher crianças com necessidades educativas especiais. A razão para este comportamento é a convicção de muitas famílias de que estas escolas só se encontram disponíveis para realizar tal acolhimento porque estão menos comprometidas com a qualidade do ensino e da aprendizagem, pelo que os alunos sem deficiência serão prejudicados pela presença de colegas com deficits de desempenho. É indispensável Não esquecer e muito menos ignorar estes factos, porque os mesmos são susceptíveis de indiciar que as escolas de referência enfrentam um risco real de estigmatização, a qual, a verificar-se, não deixará de se projectar sobre os seus frequentadores. Há, pois, que combater um tal preconceito. E, sem prejuízo da realização de eventuais acções de promoção, o maior contributo para o conseguir será, sem qualquer espécie de dúvida, garantir, de modo efectivo e evidente, a prestação por parte destas escolas de um serviço educativo de qualidade.

VII - Conclusões

24 - Dão-se por integralmente reproduzidas na presente secção, as considerações tecidas supra, de 17 a 23, pelo que deverão considerar-se como dela fazendo parte integrante.

25 - As escolas de referência para a educação de alunos cegos e com baixa visão constituem uma resposta educativa especializada às necessidades educativas daqueles alunos que simultaneamente comporta virtualidades/benefícios e riscos/problemas.

26 - Os representantes da administração educativa (serviços centrais do Ministério da Educação, direcções regionais de educação) Tendem a valorizar os primeiros, ao passo que os actores locais envolvidos (directores de escolas, professores, pais e alunos) destacam principalmente os segundos.

27 - Para que o projecto possa vingar e efectivamente representar uma melhoria do atendimento às necessidades educativas dos alunos cegos e com baixa visão, é imprescindível e urgente uma aproximação de pontos de vista que permita uma leitura minimamente comum da situação e abra espaço a uma colaboração regular e duradoura.

28 - Neste domínio, responsabilidade especial cabe ao Ministério da Educação, que deverá rejeitar o recurso às lógicas de subordinação dos restantes actores a que habitualmente recorre na implementação das políticas, e antes fazer apelo a lógicas de implicação dos diversos actores envolvidos.

29 - Assim terá de ser, porque uma política destinada a melhorar as respostas às necessidades educativas de alunos cegos e com baixa visão não pode limitar-se à produção de um quadro legal que defina normas e regras formais, Mas terá de assentar, sobretudo, na criação de condições e na montagem de dispositivos que permitam, de facto, uma melhoria substantiva da qualidade da prestação do serviço educativo a esses alunos.

30 - Por outro lado, urge igualmente que os diversos actores educativos possam compreender que a institucionalização das escolas de referência, por via da sua dimensão organizacional, implica "mudanças culturais" significativas, pelo que cumpre desenvolver uma pedagogia das escolas de referência Que permita introduzir mudanças nas pessoas e na cultura das escolas, Tarefa na qual a formação assume um papel fundamental.

31 - Neste contexto, assume igualmente grande centralidade uma posição activa e informada dos pais e encarregados de educação: É fundamental que estes compreendam a importância de acompanharem a educação dos seus filhos, de exigirem e monitorizarem a qualidade do serviço educativo que lhes é prestado, a par de exigirem, estimularem, promoverem e monitorizarem a qualidade da prestação escolar dos respectivos educandos.

32 - Por fim, registe-se que a melhoria das respostas às necessidades educativas dos alunos cegos e com baixa visão não pode ser alcançada de um modo isolado, sem ter em conta outras dimensões do sistema educativo, porque a educação especial não é (não pode ser) uma componente marginal de tal sistema; Mas a melhoria De qualidade da educação especial em particular constitui uma prioridade e uma urgência, porque por esta passam as questões essenciais da democratização da educação e da sociedade, uma vez que através dela se visa eliminar ou reduzir as desvantagens de indivíduos desfavorecidos e, nessa conformidade, só elevados padrões de qualidade garantem a igualdade de direitos, a igualdade de oportunidades e a igualdade de condições desses indivíduos, de molde a proporcionar-lhes o pleno exercício de uma cidadania consciente e activa, a par dos restantes cidadãos."

(Fernando Abreu Matos Comissão de Educação ACAPO - Associação dos Cegos e Amblíopes de Portugal, IN: <http://www.acapo.pt/noticias/coloquio-escolas-de-referencia>)

Queremos acreditar que esta realidade, absolutamente inquestionável, possa vir agora, mediante a ajustada aplicação do novo regime jurídico da educação inclusiva, a transformar-se em favor da solução das legítimas e prementes necessidades educativas especiais no panorama nacional atual, cujos sinais de mudança na área em análise, a da deficiência visual, já começam a evidenciar-se.

Afigura-se-nos, no entanto, não haver ainda a desejável resposta à questão da educação especial (menosprezando-se no contexto, na nova legislação, a designação "necessidades educativas especiais"), que tanto tem vindo a ser debatida. A inclusão educativa em Portugal permanece utópica, na justa exigibilidade que a realidade evoca, mas o enquadramento da aposta governativa e das específicas instituições e profissionais especialistas na legislação vigente e no exercício de funções no terreno poderá conduzir este domínio de preocupações a bom termo.

A aparente insuficiência funcional do Decreto-Lei nº 54/2018, de 6 de junho, em relação a algumas tipologias da deficiência, em especial para além das deficiências visual e auditiva, deixa existir a necessidade de se continuar a investir mais na educação inclusiva, recorrendo a mais adequadas sinergias construtivas, refletindo mais, fazendo e implementando mais. Mas no que se refere à disfunção visual, há que salientar ainda, ao mesmo tempo, que, no respeitante à *"Braillização"* e à *"Orientação e Mobilidade"*, que são disciplinas imprescindíveis ao aluno cego, para o seu desenvolvimento literácito, cognitivo e sociocognitivo, independência e autonomia, socialização e autoconfiança, na escola e na sociedade, tem vindo a generalizar-se o seu ensino em Cursos de especialização *online*, como o no *"Domínio 930" (para além de nos Domínios "910" e "920")*, cuja justificação legal não pode compreender-se. As unidades curriculares *"Braille"* e *"Orientação e Mobilidade"*, pela grande complexidade que envolvem no seu ensino-aprendizagem, treino e aplicação no terreno, traduzindo-se numa segura independência e autonomia, intervenção e inclusão dos alunos cegos na escola, implica uma aprofundada formação teórico-empírica e muito exercício em aulas presenciais, pelas razões óbvias que ninguém, neste tipo de desempenho pedagógico, pode desconhecer.

Saber apenas o alfabeto braille, não é saber braille, porque, simplesmente, *não se domina o Sistema Braille na sua polivalência* nas áreas da linguística (por exemplo, nas grafias dos idiomas Português, Alemão, Dinamarquês, Espanhol, Francês, Inglês, Italiano, Latim, Sueco, bem assim outros alfabetos, como os alfabetos Grego, Hebraico, Russo ou Cirílico moderno, Sinais convencionais usados noutras línguas) e da notação científica (por exemplo, das simbologias para as grafias Físico-Química, Matemática, Fonética, Música, Informática). Tem de se dominar bem o Sistema Braille para a grafia da língua portuguesa e para outras línguas, as suas progressivas múltiplas aplicações nas mais diversas áreas do conhecimento, as normas para a disposição do texto em braille, os símbolos usados em outros idiomas e outros alfabetos, a metodologia e técnicas de leitura do Sistema Braille nos suportes papel e digital, as literacias braille e digital no desenvolvimento das literacias inclusivas e tecnologias de apoio. O braille, na sua polivalência signográfica e aplicacional, tem uma indiscutível importância na construção da identidade dos cidadãos cegos e com baixa visão.

Há que dominar bem, saber produzir e interpretar bem, a configuração e significação da simbologia braille básica (delineando-se cada símbolo braille em duas filas verticais, de três pontos cada, constituindo a primeira fila, do lado esquerdo e de cima para baixo, os pontos 1,2,3, e, a fila do lado direito, igualmente de cima para baixo, os pontos 4,5,6), como a que se apresenta no quadro signográfico seguinte:

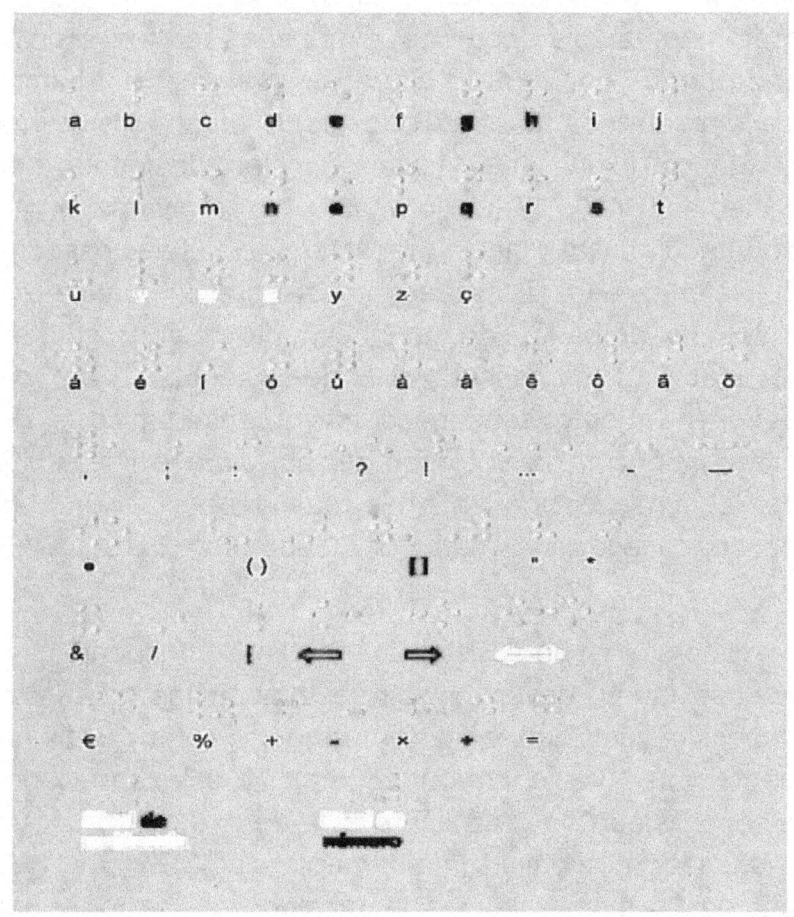

Sinal de maiúscula   Sinal de número

Trata-se do processo natural de leitura e escrita para as pessoas cegas, baseado no Sistema Braille. O Sistema Braille, sucintamente, «é o conjunto de 64 sinais, agrupados em sete séries, estruturados a partir das combinações dos seis pontos (lidos de cima para baixo e da esquerda para a direita, 1.2.3 e 4.5.6). No sentido lato, é o sistema signográfico composto de grafemas tácteis (com as dimensões preferíveis de cada um de 0,43mm de altura e entre 1mm e 1,52mm de diâmetro na base) dispostos e ordenados numa sequência lógica de 64 sinais simples, designado por Sistema Braille, que constitui o universalmente adoptado instrumento literácito e intelectossocial polivalente para a representação graficofonética de todos os domínios do conhecimento, como o flume fecundo e imensurável de sonhos e do desenvolvimento sensoriocognitivo, autonómico e de independência, da sociocomunicabilidade e interação, da legitimação do sentido e qualidade de vida das pessoas cegas no mundo.» (Guerreiro, 2018c: 636-637).

No domínio do Sistema Braille, consoante as necessidades, devem incluir-se também as diferentes especificações que a ele se reportam, como "Braille a negro" ou "Braille em/ou a tinta"; "Braille abreviado, estenografado ou grau 2"; "Braille de oito pontos" (que é baseado no conjunto fundamental, 1,2,3 e 4,5,6, que origina 64 sinais simples, acrescido dos ponto 7, por baixo do ponto 3, e ponto 8, por baixo do ponto 6, formando 256 sinais simples); "Braille descartável" (designação brasileira, que significa o braille impresso em papel de gramagem inferior à normalmente usada, de baixa durabilidade e empregado em trabalhos de curta existência); "Braille efémero"; "Braille eletrónico" ou "Braille sem papel"; "Braille falado"; "Braille integral(grau 1)", em Portugal, equivalente a "Braille padrão", no Brasil; "Braille Jumbo" (com seis pontos, de maior volume e afastamento entre eles). Mais recentemente, investigadores de Harvard desenvolveram uma tecnologia facilitadora da produção de livros para pessoas com problemas graves de visão, concebendo, para estes cidadãos, o "Braille reprogramável", um inovador método de processamento braillográfico e a utilização, para o efeito, de um material mais maleável para tornar as páginas dos livros mais finas. Para uma leitura e compreensão mais sistemática destes conceitos, recomendamos a consulta do Dicionário de Conceitos, Nomes e Fontes para a Inclusão, indicado em Referências Bibliográficas e Web-Gráficas, no Capítulo IV do presente livro.

A braillização é encarada por uma grande parte dos professores com formação especializada em educação especial, ou de apoio, como um fantasma que só complica e que é preciso exorcismar. Por isso, o fenómeno da desbraillização está a ser um processo análogo a um grande incêndio, com frentes difíceis de controlar. A literacia braille para os alunos cegos (consta), tendo em conta determinadas manifestações de ordem pedagógica, parece algo de muito desnecessário... Os leitores de ecrã de voz até são mais eficientes e eficazes, porque, através deles, se consegue varrer um ecrã ou ler um documento incomparavelmente mais depressa... Sim, na verdade, a leitura é mais rápida, mas convém estarmos cientes de que não se pode sequer negligenciar que a importância da complementaridade entre a literacia braille e as literacias digitais é indiscutível, atendendo às diferentes apostas tecnológicas que temos vindo a colocar nas promissoras literacias inclusivas.

Todavia, no caso, uma não pode impor-se e justificar a inutilidade práxica e cognitiva da outra. A leitura tátil, ler braille, é um processo mais lento, mais cansativo, mais difícil de adquirir o seu domínio, principalmente por parte de uma grande maioria de professores de educação especial na área da disfunção visual, que o deveriam dominar (e não dominam!) para o poderem ensinar devidamente.

Uma coisa é certa: a criança cega ou o aluno cego tem de aprender a ler e a escrever em braille, por exemplo saber manuscrevê-lo em Pauta Braille (parece caricato, mas não é!), o que ajudaria a desenvolver a sua motricidade fina e a acautelar em certos momentos a rápida tomada de notas, e aprender depois a dactilografá-lo numa máquina mecânica ou eletrónica, num teclado virtual com Linha Braille ou num Bloco de Notas com Linha Braille, estando assim, neste quadro literácito, em igualdade com a criança normovisual ou o aluno normovisual, que tem de aprender a ler e a escrever (ou a manuscrever) a tinta, desde a família e, já, no Jardim de Infância e no Ensino Pré-Escolar.

Eu, apesar de dominar a tiflotecnologia atual, continuo a não prescindir do uso da pauta braille de bolso, comparável ao normal bloco de notas para escrever em tinta com esferográfica ou lápis, que é um excelente

utensílio de dimensões reduzidas, com oito linhas, para escrever braille ponto a ponto da direita para a esquerda, e podendo utilizar os dois lados da folha, em interpontos, que é o processo de escrever ou imprimir braille nas duas faces de uma folha em que os pontos de uma página não coincidem com os da inversa.
· A Pauta Braille interpontos, seja de tamanho reduzido ou normal, é um

«dispositivo, constituído por uma placa sulcada ou com cavidades circulares e por uma régua ou placa dividida em rectângulos, para escrever braille ponto a ponto, da direita para a esquerda, de modo que ao voltar-se o papel, a leitura se faça da esquerda para a direita.»

(Oliva, 2017c).

· O Punção Braille é um

«estilete para produzir pontos em relevo em pautas e em réguas.»

(Oliva, 2017d).

· A Máquina Dactilográfica Braille (ou Dactiflográfica, porque nela se produz escrita para cegos), mecânica ou elétrica, está provida de um conjunto de teclas para escrever o braille caracter a caracter, apresentando-se a escrita em braille da esquerda para a direita no papel nela colocado e em posição de ser lido o texto que vai sendo escrito.

A tiflotecnologia (neologismo ainda pouco conhecido, pensado para designar as tecnologias e produtos de apoio a pessoas cegas ou com baixa visão) tem vindo a promover a criação de *software* e *hardware* específicos, numa dimensão cada vez mais ergonómica e estruturante de equipamentos especiais, cuja acessibilidade e usabilidade tem vindo a ampliar capacidades e competências pessoais e sociais dos cidadãos com deficiência visual, proporcionando-lhes, desde a mais tenra idade à adultez, condições e possibilidades complementares de extensão infocomunicacional para o seu desenvolvimento sociocognitivo, de relacionamento e interação, para a sua participação social na sociedade e nas redes sociais/multimédia, na sociedade em rede/sociocibernética. As tecnologias especiais e a ajustada tecnologização da informação e da comunicação têm contribuído em larga medida para a natural inclusão das pessoas com problemas visuais, no seio da família, na comunidade, na escola, na sociedade, no emprego, no mundo global e cosmopolita. Os cidadãos cegos e com baixa visão não podem infoexcluir-se da globalização, que tem sido objeto de variadíssimos estudos e de aprofundadas discussões, em que emergem múltiplos fatores e tendências. Neste século XXI, tendo em conta as grandes transformações que continuam a ocorrer neste domínio, as pessoas cegas e com baixa visão têm de estar bem cientes e conhecedoras, como as pessoas normovisuais, dos aspetos sociopolíticos e socioculturais, enquadrados no horizonte da automação e da cibernética social, o que lhes é facultado através das enormes vantagens e já quase imensuráveis possibilidades trazidas pela tiflotecnologia, e investigação tiflológica e desenvolvimento multissensorial afins.

II.8.2. Questões braillísticas e braillológicas, tiflográficas e literácitas a dominar pelos Professores com formação especializada em educomunicação especial e inclusiva na área da disfunção visual

As questões importantes em relação à *braillização, braillística, braillologia, tiflografia, literacia braille e inclusão*, em que a *literacia tiflotecnológica* ou *literacias inclusivas* estão implícitas, achamos útil e a propósito considerar, para ser dominado pelos professores de educação (preferimos o neologismo educomunicação) especial, ou de apoio, na área da disfunção visual, o seguinte:

a) O empenho e desempenho na promoção do ensino/aprendizagem da prática e utilização do braille, a braillização, é imprescindível ao processo do desenvolvimento literácito e cognitivo, sociocognitivo e educomunicacional da criança cega ou do aluno cego, o mais precocemente possível, pelo menos desde o ensino pré-escolar, no caso de se tratar de cegueira congénita ou adquirida nos primeiros meses de idade.

b) O conhecimento e domínio do Sistema Braille obriga a dominar o conceito e aplicação da *braillística*, que é a

«*Parte da Braillologia que se ocupa dos conhecimentos sobre a génese do Sistema Braille, os seus princípios estruturais e as condições mais adequadas de tactilidade.*»

(Oliva, 2017a).

c) Nesta sequência, o domínio do Sistema Braille também envolve o seguro domínio da *braillologia*, que é o

«Conjunto dos conhecimentos que consubstanciam e enquadram as matérias das várias vertentes da problemática do braille.»

(Oliva, 2017b).

d) Neste contexto, também se nos afigura importante aludir à tiflografia, que entendemos como:

«Sucintamente, é o estudo ou tratado da escrita em relevo para uso das pessoas cegas.

Num sentido mais amplo, a tiflografia é um processo táctil graficofonético e intelectossocial específico para uso literácito das pessoas cegas, cuja viagem tem a sua génese em engenhosas tentativas muito recuadas no tempo, que prossegue o seu caminho de aperfeiçoamento e justificação até aos nossos dias, vindo a materializar-se e a implementar-se através de sucessivas etapas de progresso, desde a representação manual de caracteres - em relevo linear (Haüy, 1745-1822) e por meio de pontos salientes dispostos sistematicamente (Serre e Braille) -, passando pela sua representação mecânica (a dactiflografia em máquinas especialmente concebidas para tal), até às atuais formas de representação em suporte digital, cada vez mais sofisticadas e precisas em acessibilidade e usabilidade, estado de graça este sustentado e disponibilizado pelos ilimitados recursos tiflotecnológicos.»

(Guerreiro, 2017h).

e) Neste enquadramento, cabe justificar a relevância da

literacia braille e inclusão:

«Antes de tudo, a criança cega, e o cidadão cego de todos os níveis etários, tem o mesmo direito de aprender a ler e a escrever como as outras crianças, adolescentes, jovens, adultos e seniores normovisuais. O alfabeto braille está para os dedos como o alfabeto em caracteres comuns está para os olhos.

Nunca esquecer ou disfarçar a vital importância da literacia, incluindo a braillística, a tecnológica e a mediática, sobretudo para as pessoas cegas e com baixa visão. A literacia braille está para o desenvolvimento biopsicossocial, biossociocognitivo e humano, sociocomunicabilidade e interação, relacionamento e inclusão, aquisição de conhecimentos e saberes, de competências pessoais e sociais, de empregabilidade e qualidade de vida das pessoas cegas, incomparavelmente mais ainda do que está a literacia em caracteres comuns para as pessoas normovisuais. Isto porque falta, às pessoas cegas, a modalidade sensorial mais absorvente de todas, que é o sentido da visão. Para se tentar suprir esta ausência é imprescindível desenvolver, aprofundadamente, a rentabilização da multissensorialidade dos sentidos que restam. É o saudável exercício e usufruto literácito que nos permite adquirir cultura e cultivar hábitos culturais que nos dignificam como pessoas. É na cultura que encontramos a significação da sociedade e legitimamos o sentido da vida humana em sociedade. As competências literácita, linguística e comunicativa constituem a essência e o móbil desenvolvimental por excelência para o estudo e escolha de um caminho fértil, que consequencialize a descoberta de etapas para a determinação e consolidação desse caminho, visando a inclusão sociocomunicacional, educacional e formativa, no sentido mais abrangente que possamos imaginar.

GUIA DE INTERVENÇÃO PRECOCE NA DISFUNÇÃO VISUAL
Augusto Deodato Guerreiro

Há quem defenda que os livros gravados em fita magnética, audiolivros, e-books ou a leitura de textos em caracteres comuns através de leitores de ecrã em voz sintética, são processos que substituem (menosprezando ou injustificando o braille) os livros em braille ou a utilização de leitores de ecrã em braille para aceder aos textos a tinta. O ouvir ler e o dizer não é a mesma coisa que, simplesmente, ler e escrever. Escrever e ler é conceber e materializar criatividade e inovação, razão por que também os grafemas braille "são sementes de luz levadas ao cérebro pelos dedos, para germinação do saber" (Helen Keller), na genialidade fonética e alfabética, por meio de pontos táteis, porta sonográfica inventada (o ponto) por Barbier de la Serre e, graficofonética e alfabeticamente, redimensionada, sistematizada e escancarada por Louis Braille à acessibilidade e usabilidade das pessoas cegas do mundo inteiro, em relação a todo o tipo de conhecimento. Nesta aceção, a literacia braille, como contributo educomunicacional, intelectossocial e sociocognitivo para a humanidade, veio emancipar as pessoas cegas, promover a sua inclusão em todas as áreas do conhecimento e abrir-lhes uma infinidade de caminhos no mundo do saber, com desafios e propostas sem fim, também através das outras e sequentes literacias, progressivamente inclusivas.»

(Guerreiro, 2017e).

A propósito, cabe aqui anotar que o Sistema Braille começara a constituir-se em pleno nos anos de 1816 a 1825, em França, tomando forma definitiva a partir de 1829, graças à genialidade do seu inventor, Louis Braille (1809-1852), mas só mais tarde ganhara liberdade para iniciar a sua oficialização nos diferentes países do mundo.

Em Portugal, a oficialização do Sistema Braille veio a

ser aprovada em 1930, pelo Decreto nº 18373, do então Ministério de Instrução Pública, de 14 de Abril, e publicado no «Diário do Governo» em 22 de Maio do mesmo ano, em que se reconheceu a conveniência de *"uniformizar em Portugal o método de leitura e escrita do sistema Braille para uso dos cegos, em harmonia com a nova ortografia oficial"*. Praticamente desde aquela data, no nosso País, os utilizadores e estudiosos do Sistema Braille têm sentido a necessidade de o aplicar mais alargadamente à linguística, ou à escrita vocabular, e à notação científica, como à matemática, química, fonética, informática, música. Na conclusão destas preocupações, pessoais e institucionais, foi aprovado o Decreto-Lei nº 126/2017, de 4 de outubro, que institui o Sistema Braille vigente em Portugal, em que se definem *"as condições adequadas ao enquadramento, estruturação, normalização e orientação do emprego do Braille"*.

Também cabe aqui referir que, no entanto, a oficialização do ensino dos cegos em Portugal já havia sido aprovada em 22 de Dezembro de 1894, conforme o Decreto publicado no *«Diário do Governo»*, nº 292, do dia 22 de Dezembro do mesmo ano, por influência de Branco Rodrigues (1861-1926), sendo Portugal, na altura, a única nação da Europa onde ainda se reclamava esse direito.

II.8.3. A questão da orientação e mobilidade, da ecologia sociocomunicacional, da ecolocalização

espacial e distal dos alunos cegos na escola de referência

A questão da Orientação e Mobilidade dos alunos cegos e, implicitamente, da sua baixa socialização, que se observam nas Escolas de Referência, são graves falhas ou fragilidades, ainda mais agravadas pela, por vezes até, ausência de recursos humanos e técnicos no plano da orientação e mobilidade e da familiarização dos alunos com todos os espaços da Escola, com a sua morfologia espacial e arquitetónica, com a sua configuração, com o seu *design* visual, mas também sensível noutra dimensão ou dimensões somatossensoriais...

Nem que se recorra, para esse efeito, à elaboração de réplicas táteis ou audiotáteis específicas, maquetes táteis ou audiotáteis, relevos táteis, objetos ou quaisquer pormenores táteis miniaturizados à medida da mão ou das mãos...

Tem de fomentar-se e implementar-se nas Escolas de Referência a capacidade e a competência para transformar o visível em tangível, com a ajuda da palavra e da imparcialidade na audiodescrição de tudo o que se encontra visualizável na escola.

Os diferentes aromas, que nos podem passar despercebidos, ou mesmo sentidos, mas sem associações sinestésicas, nos mais diversos sítios, mas que também caracterizam os vários espaços da Escola (como as próprias pessoas, nos géneros masculino e feminino), devem ser tidos em conta para a sua identificação odorífera: o espaço de aulas, o ginásio, a secretaria, o bar ou o refeitório, os sanitários...

A questão da cor ou das cores também nunca pode ser negligenciada ou omitida aos alunos cegos, às pessoas cegas, mesmo que cegas congénitas.

Para os alunos ou pessoas normovisuais, a cor está na sua quotidianidade, em todos os seus momentos existenciais ou coexistenciais, mesmo nos sonhos, nos seus corações e na sua lógica do "*mundo da vida*".

Para os alunos ou para as pessoas cegas, a cor também tem de integrar os seus dias e noites, a sua intelecção da vida, os seus sentimentos, corações e a sua razão lógica da vida em sociedade, em que até, na sua intelecção, a beleza deve poder ser contemplada e assimilada, como por todos, nas diferentes dimensões, para o enriquecimento intrapessoal e sociocognitivo no relacionamento e interação na sociedade humana, onde não pode faltar lugar para ninguém, em cidadania e equidade.

Somos felizes com o que conseguirmos, nessa medida, contribuir para o conhecimento, bem-estar e qualidade de vida dos outros nossos semelhantes, pondo cor nas suas vidas. As cores veem-se; ouvem-se, mesmo no belo instrumento psicobiológico do ser humano; tocam-se; cheiram-se; saboreiam-se; Sentem-se.

«Há cores no pensamento impossíveis de definir no léxico verbal, mas que se sentem sem palavras, inexplicavelmente fantásticas no léxico da mente, fantasticamente belas e arrebatadoras para paraísos de sonho e de imaginação sem

medida! São as cores, infinitas e persistentes, doces e acres e que exalam perfumes estelares que se espumam no azul do céu a deslizar sorrisos no sol a beijar o mar... São as cores das emoções adormecidas e acordadas, vivas e latentes, ausentes e remanescentes num vaivém de tantas memórias... São as cores das memórias que passam, que ficam, que integram e consolidam os futuros. São as cores impossíveis de dizer e de definir... as cores indeléveis do sensível, das brumas das memórias e dos tempos!...»

(Guerreiro, 2017k: Pensamento nº 44).

O mundo visível está para os olhos, assim como a sua inteligente representatividade e audiodescrição está para os olhos tiflopercepcionais, para a multissensorialidade e intelecção das pessoas cegas.

Desde que me conheço, sempre a cor me tem acompanhado, integrando a minha vida, o meu semblante físico e intelectual, mas de modo muito natural. Em espaços fechados, ou à noite, não consigo entrar numa sala de estar, de trabalho, ou num quarto de dormir sem acender a luz ou sem me certificar que a luz está acesa... Não consigo ver a luz, mas o facto de estar na vida e de agir o mais possível em conformidade com as pessoas normovisuais, neste mundo, que é de todos, isso faz-me sentir e ser um cidadão igual aos demais numa aceção inclusiva. Não consigo ver a cor, absolutamente nada, mas a cor está tão intrinsecada na minha maneira sociocognitiva de ser e de estar, que não concebo viver sem cor. Sempre me habituaram, e sempre me habituei, desde tenra idade, a que a minha indumentária obedeça à combinação de cores, e estando eu ciente de que os azuis e os cinzentos são as cores que mais combinam com a cor da minha pele. Mas também gosto dos castanhos, cremes, verdes, do branco para as camisas...

Não sou capaz de sair de casa, seja em que dia e a que hora for, sem saber as cores que visto: a cor do fato completo, ou do casaco e calças de cores diferentes mas combinadas, a cor da camisa, da gravata, das meias e cinto a condizer com os sapatos e as calças...

Tenho de saber a cor ou cores da minha casa, da minha sala de estar, da cozinha, da casa de banho, do quarto de dormir, de tudo o que se encontra no quarto (a cama, a colcha, os lençóis, as fronhas, a cor do escritório, das portas, das varandas... A cor do cão, do gato, da tartaruga, do peixe ou dos peixes, do automóvel, dos estofos, do seu interior... das flores e das árvores no jardim... As cores dos pratos e talheres, das toalhas de mesa e dos guardanapos, dos repastos, dos diferentes elementos que compõem e decoram as refeições, dos copos e bebidas, das sobremesas...

Gosto de saber as cores que os meus amigos e as minhas amigas habitualmente usam... se são louros ou morenos, se são louras ou morenas... Tenho interesse em conhecer as modas, o que mais homogeneíza os gostos das pessoas nos diferentes lugares ou épocas do ano...

Para quem ouve e desenvolve a cultura da escuta, cada um de nós acaba por ter a voz assimilável a uma cor... E, normalmente, a cor da nossa voz traduz-se na nossa personalidade, atraente ou repelente, amorfa, desafiadora da nossa paz, provocadora dos nossos ímpetos ou das nossas curiosidades... A nossa voz é uma sublime faculdade tão imensuravelmente rica e sugestiva de informação!

Na troca de um abraço de consideração e estima, de admiração e amizade, é que uma criança cega, uma pessoa cega, aprofunda melhor o seu conhecimento em relação às formas, bem ou mais ou menos definidas, de uma amiga ou de um amigo...

Esta constatação levou-me a escrever, em 7 de Junho de 2014 que:

«*Um Abraço é sempre algo de profundamente terno e gratificante que se troca com alguém, no emergente deleite do perfume e da cor da vida, que se funde na magia de uma mútua e fecunda manifestação, que só a maravilha humana pode ditar.*"

A hapticidade, a tifloperceptibilidade e a abrangência de uma bem desenvolvida suplência multissensorial podem ajudar a pessoa cega a ter uma ideia muito próxima ou real, consubstanciada num simples abraço que troca com alguém, da estrutura física e da imagem dessa pessoa que abraça. A cultura do abraço é saudável e inclusiva.

Retomando a questão da orientação e mobilidade, as crianças cegas, os alunos cegos, jamais poderão sentir-se integrados nas atividades e nas suas deslocações no acesso à escola e dentro da mesma sem se encontrarem devidamente preparados e seguros na sua autonomia e independência, orientação e mobilidade, mediante o uso da bengala, no pleno conhecimento das diferentes técnicas da sua utilização, consoante as situações e necessidades locomocionais que lhes surjam.

Claro que há mais referências adicionais de ordem orientacional que a própria pessoa cega vai criando ao longo da vida, consoante a premência de variadas necessidades, carências, imposição de circunstancialidades quotidianas ou mais raras com que se vai defrontando.

Eu, quando criança e adolescente, na herdade da Olhalva, no Baixo Alentejo, nasci no Monte da Olhalva, que era a casa da propriedade onde eu e a minha família vivíamos, fui, muitas vezes, obrigado a inventar as minhas referências especiais de orientação para a minha mais segura mobilidade.

O meu saudosíssimo pai foi, para mim, um singular exemplo provocador e instigador do meu desenvolvimento sensoriocognitivo e da descoberta dessas referências. Adorava ver-me desorientado, perdido, e à procura de soluções a que me pudesse agarrar para me orientar e ter uma mobilidade o mais possível certa e com a necessária segurança, do que habitualmente me ia desembaraçando com sucesso, numa herdade com cerca de quinhentos hectares, com árvores, cerros, vales, barrancos, fontes, as mais diversas obstruções, acidentes no terreno...

Aprendi a desenvencilhar-me e a defender-me das dificuldades naturais que a herdade me apresentava... Fiquei a conhecê-las, em toda a extensão da propriedade, como as palmas das minhas mãos.

De manhã, ou a qualquer hora do dia, havendo sol, sempre que o meu pai me convidava a sair com ele para um qualquer sítio da herdade, eu acedia de imediato ao convite, mas, previamente, tinha de me precaver, certificando-me de que lado estava o sol, de que o sol me incidia num determinado ponto do rosto ou da cabeça, e não perdendo essa posição variável à medida que me afastava do Monte.

Quando chegávamos ao destino, eu tinha de saber que, conforme a posição da incidência do sol num dos lados do meu rosto ou da cabeça, em que direção o Monte ficava. Nunca usava chapéu ou boné, porque me condicionavam a orientação. Convém esclarecer também, a propósito, que o cabelo farto e comprido, a tapar as orelhas, pode condicionar a orientação e mobilidade. Nos meus vinte anos de idade, o meu cabelo era grosso, cheio e comprido... pelos ombros... Também constatei esta realidade. Mas voltando aos tempos de criança, o próprio calçado, quando o usava e não o perdia (sendo vulgar deixá-lo em qualquer lado), apercebi-me que o mesmo, quando em sola de couro em vez de borracha, me facilitava a orientação. Hoje procuro usar sempre sapatos ou botas com sola de couro, que produzam algum barulho ao pisar o chão, porque o som emitido dá-me um contexto ecolocalizacional com mais precisão.

Seguindo esta estratégia de orientação, comecei a ganhar defesas e referências para me orientar e não me perder. Eu também tinha de me manter atento a que, ao longo do dia, até deixar de sentir o calor do sol, não me podia distrair muito em relação à posição do sol, que ia mudando de direção, o que era fácil colocar-me em dúvida relativamente à localização certa do Monte.

Claro que, no Verão, as coisas às vezes eram mais complexas, sobretudo por causa da perpendicularidade solar. No Inverno, em dias plúmbeos ou sem sol, a referência solar não funcionava. Em dias de muito vento ou de chuva, também essas condições atmosféricas me dificultavam o sentido de orientação em lugares sem determinadas referências táteis e audíveis.

Na propriedade, em certas ocasiões, os barulhos dos motores dos tratores, dos camiões e automóveis, dos quais eu estivesse muito perto, também me obrigavam a criar formas de me escapulir desses lugares, porque a minha orientação era afetada por esses ruídos. Tive de ir encontrando outras alternativas, ganhando identificações de determinados sons, ladridos dos cães, o cacarejar de galinhas e o cantar canoro de galos, no Monte... O coachar de rãs em conhecidos pegos em barrancos...

Mas há dias sem sol que são excelentes, sob o ponto de vista acústico, para a tiflopercetibilidade e orientação. Hoje sei que então já lidava com vetores de ordem biomecânica, térmica e acústica para me orientar e movimentar com segurança. E o meu pai, sempre que me via superar dificuldades no caos ecolocalizacional em que às vezes me colocava, ficava tão orgulhoso e feliz!!! Chegava a gargalhar com estridência, imenso, e a bater palmas de alegria!!! E eu, não me cabia na alma a enorme satisfação dos êxitos que ia somando!!!

Saindo destes exemplos tão pessoais, eu próprio, na área da orientação e mobilidade, tenho-me deparado com surpresas contristantes em algumas escolas, num ou noutro evento em que tenho participado, dando-me conta da inadmissível imobilidade de alunos cegos na escola.

Também já tenho constatado que o aluno é levado por um assistente operacional, ou por alguém previamente alertado para essa tarefa, a aula termina e o aluno fica à espera de alguém que o vá buscar, levá-lo para o intervalo, sentá-lo num lugar qualquer até tocar a campainha para a próxima aula, e alguém voltar a conduzi-lo à aula (enquanto os colegas normovisuais brincam e convivem), sendo sempre necessário estar dependente de alguém disponível que o leve ao refeitório, aos sanitários, etc.

Da mesma forma que o aluno cego tem de saber ler e escrever como os seus colegas normovisuais, ainda que por meios diferentes, também tem de ser capaz de se deslocar sozinho na escola, com o auxílio da bengala e da sua multissensorialidade, fazendo-o naturalmente, em analogia com os seus colegas normovisuais, de modo a que estes se consciencializem da sua capacidade autonómica e de independência. E, assim, a Escola de Referência estaria a implementar a inclusão de alunos cegos em vez da sua exclusão.

O ideal seria o aluno cego chegar ao Jardim de Infância ou à Escola, já habituado e bem treinado a usar a sua multissensorialidade e a bengala, sendo esta ajustada à sua estatura física e ao desenvolvimento da sua autonomia e mobilidade. Se precisarmos de óculos em tenra idade, também não teremos problemas em usá-los desde o mais cedo possível e isso não é visto como inferioridade da criança. Sendo cego congénito ou de cegueira adquirida nos primeiros meses de idade, o uso da bengala, com os comprimentos e diâmetros ajustados aos diferentes níveis etários e de altura do utente, deve começar a ser aconselhado e a ser exercitado o mais cedo possível. É um recurso ampliativo para a independência e autonomia pessoal do aluno que lhe deve ser ministrado o mais precocemente possível, sendo envolvidas nessa mais-valia autonómica e de independência a família e a ajustada equipa multidisciplinar.

Mas o técnico de mobilidade que porventura existir no Jardim de Infância ou na escola, para ensinar a criança cega, para ensinar o aluno cego, a identificar todos os lugares no estabelecimento de ensino pré-escolar ou escolar e a deslocar-se com total segurança num ou noutro estabelecimento, tem de ser um profissional devidamente habilitado nas técnicas do uso da bengala e no conhecimento das capacidades e competências pessoais e sociais da criança, do aluno ou alunos que tiver de instruir, seja onde for.

O uso da bengala ajuda a pessoa cega não só a desenvolver a sua capacidade e competência de orientação e mobilidade, como também a sua multissensorialidade e, mercê dessa suplência, a sua ampla tiflopercetibilidade.

A bengala, a denominada **"bengala branca"** (hoje também já começa a usar-se e a generalizar-se a **"bengala verde"**), constitui uma excelente extensão da tactilidade da pessoa cega ou com um certo nível de Baixa Visão.

De tal ordem a bengala é importante, que já se assinala o **«Dia Mundial da Bengala Branca»**, cuja génese parece remontar a 1921, atribuída a James Biggs, fotógrafo britânico que residia em Briston e que perdera o sentido da visão num acidente. Para se sentir mais seguro nas suas deslocações e ser mais facilmente visto na rua, consta que teria pintado a sua bengala de branco, porque, assim, facilitaria os automobilistas na sua visualização, em trânsito.

Mas a "cane blanche" foi criada em 1930 pela senhora Guilly d'Herbemont, em França, para uso dos deficientes de guerra. O **"Dia Mundial da Bengala Branca"** foi estabelecido pela Federação Internacional de Cegos em 1970 e celebra-se a 15 de Outubro.
A "bengala branca" (que, nos dias de hoje, já é também eletrónica, equipada com sensores que permitem a percepção de obstáculos suspensos, à altura da cabeça, desníveis, profundidades, etc.), bem utilizada tecnicamente, é um excelente e indispensável meio de extensão táctil da pessoa cega, que a auxilia com segurança:

· *Na orientação e mobilidade;*

- *No desenvolvimento sensoriocognitivo, neuromotor, psicomotor e sociocognitivo;*
- *Na independência e autonomia;*
- *No relacionar-se e interagir;*
- *Na inclusão e qualidade de vida.* (Guerreiro, 2017a).

Há pessoas cegas que preferem o **"cão-guia"** à **"bengala"** e, até, quem use ambos os recursos ao mesmo tempo.

«O Cão-guia é um cão especialmente treinado para guiar pessoas cegas ou de visão muito reduzida, cuja génese da sua utilização remonta ao Século I, como se pode inferir do gravado num mural presente nas ruínas romanas da cidade de Herculaneum.

É um animal, geralmente de raça retriever do labrador, que é educado durante dois anos de muito trabalho para poder vir a conduzir o futuro dono em segurança nas suas deslocações. Os dois elementos da dupla (cão e dono) servem-se do arnês para comunicarem um com o outro enquanto caminham confiantes num qualquer lugar, rua, restaurante, no banco, nos transportes, incluindo o avião.

Em Portugal, existe a Escola de Cães-Guia, no sítio Chão de Vento em Mortágua, da Associação Beira Aguieira de Apoio ao Deficiente Visual (ABAADV). A ABAADV tem, como principal resposta social, a Educação de Cães-Guia para Pessoas Cegas, permitindo-lhes a utilização gratuita destes fiéis amigos, que representam, como companheiros, uma nova liberdade, sobretudo na orientação e mobilidade, para as pessoas cegas.

GUIA DE INTERVENÇÃO PRECOCE NA DISFUNÇÃO VISUAL
Augusto Deodato Guerreiro

Um cão-guia é um cão de assistência, adestrado para conduzir pessoas cegas ou com deficiência visual grave, ou auxiliá-las nas suas tarefas de rotina e, mesmo, esporádicas. Na condução da pessoa cega, o cão-guia deve possuir a capacidade de discernir eventuais perigos devidos a barreiras, pelo que é requerida uma elevada inteligência e treinamento intenso do mesmo, por forma a desempenhar em pleno a sua função.

O Cão-Guia já começa a ser treinado para também responder a necessidades de pessoas com outros tipos de dificuldades.»

(Guerreiro, 2017b).

Considerando o interesse histórico, entre nós, da Escola de Cães-Guia para pessoas cegas, em Mortágua, achamos pertinente referir algumas vicissitudes por que passou até à sua efetiva fundação:

«1995 - Candidatura da Escola Profissional Beira Aguieira de Mortágua ao programa Horizon/Feder, durante o qual se formaram em França 2 educadores de cães-guia, se iniciou a construção das instalações da escola, se organizou a equipa de trabalho e se deu início à educação dos cães-guia.

2000 - Terminado o projeto comunitário, nasceu a ABAADV - Associação Beira Aguieira de Apoio ao Deficiente Visual, associação sem fins lucrativos que continuou as ações já iniciadas.»

(Paiva, 2017a).

O *"cão-guia"* é uma espécie de *"bengala"* mais confortável e eficaz, embora reconhecendo-se, como entrega total a esse recurso, **prós e contras**, consoante determinadas circunstâncias.

«Podem verificar-se desvantagens ou condicionantes e indiscutíveis vantagens:

· Deixa instalar a dependência na pessoa cega. O "cão-guia" resolve em grande parte as dificuldades, sobretudo de orientação;

· Para quem tem uma vida muito ativa, o "cão-guia" é mais uma grande preocupação, para a pessoa cega, com a sua limpeza, tratamento, a necessária atenção para com o companheiro, o fiel amigo;

· Naturalmente, torna a pessoa cega mais negligente ou desatenta a uma coisa muito importante, que é o seu desenvolvimento sensoriocognitivo, e da consequente mobilidade e orientação.

Vantagens:

· Proporciona mais à-vontade à pessoa cega, mais facilidade nas suas deslocações e localização dos espaços ou equipamentos a que deseja aceder, desde que devidamente treinado;

· É uma excelente e frutífera companhia para muita gente que está só e triste pela solidão.»

(Guerreiro, 2017b).

Mas a bengala estimula na pessoa cega um desenvolvimento psicomotor e de orientação tátil no pavimento, ao longo das suas deslocações, refinando-lhe capacidades e competências na autonomia e independência, no relacionamento e interação com o espaço e ambiente envolventes.

A orientação e mobilidade

«é a atividade centrada no ensino das pessoas com deficiência visual, a caminhar com segurança e eficácia no mundo construído para as pessoas com visão.

Orientação: É o conjunto das atividades necessárias para que cada um possa estabelecer uma relação do seu corpo com os objetos e pessoas com significado que estejam à sua volta.

Mobilidade: É a capacidade de caminhar com segurança de uma posição fixa, em direção a um objetivo que se pretende atingir.»

(Paiva, 2017b).

Para o desenvolvimento da pessoa cega neste contexto, a bengala é um auxiliar de extensão locomocional de crucial importância.

Neste contexto (e conforme o já concebido e projetado, planeado e feito em grande parte com o Mestre na área, o Professor Júlio Damas Paiva, numa Pós-Graduação de especialização em "Educação Especial - Alunos Cegos e com Baixa Visão", na Escola de Comunicação, Arquitetura, Artes e Tecnologias da Informação da Universidade Lusófona de Humanidades e Tecnologias, e no Curso Online "Orientação e Mobilidade para Pessoas Normovisuais e Cegas", realizado no Centro de Investigação e Formação em Tiflologia, Ciência, Cultura e Inclusão da Fundação Nossa Senhora da Esperança, em Castelo de Vide, com a colaboração e alto patrocínio da ONGD Causa Maior, para três ilhas de Cabo Verde, Praia, Mindelo e

Maio, com a colaboração da Reitoria da Universidade de Cabo Verde, como pode consultar-se no site desta Fundação www.fnse.pt), o Técnico de Orientação e Mobilidade, técnica e cientificamente formado e vocacionado para exercer em pleno tais funções, tem de conhecer e saber bem, com muito treino, tudo o que se prende com o Desenvolvimento Tiflopercepcional (DT) e a Orientação e Mobilidade (OM).
O Técnico de Orientação e Mobilidade terá de sentir e aprofundar saberes em cursos que abranjam estas duas vertentes perceptivo-motoras, sociocognitivas e autonómicas para a independência na orientação e mobilidade das pessoas cegas (DT, numa 1ª Parte, e OM, numa 2ª Parte, mas indissociando-as no seu todo desenvolvimental), como se sugere a seguir:

Na 1ª Parte (DT), a preocupação formativa deverá ser de ordem teórico-prática, nunca inferior a uma carga horária de 60 horas, embora, no caso de se tratar de uma Pós-Graduação, essa carga horária subir para 100 horas.
Os objetivos a atingir e as competências a adquirir enquadram-se no aprofundar questões investigacionais e científicas e boas práticas sobre:
- Os processos tiflopercepcionais vitais e desenvolvimento humano a promover desde a gestação até à adultez, abrangendo a formação de competências pessoais e sociais, numa dimensão educomunicacional e formativa, sócio-emocional e sociocognitiva, interativa/sociocomunicacional, intelectual e atitudinal, comportamental e didática/pedagógica na solidariedade e cultura da

partilha, exercendo os grandes valores humanos e de cidadania;

- A inquestionabilidade de que cada pessoa é uma realidade singular e igual a si mesma, sendo sempre necessário perspetivar a otimização da modificabilidade e aprendizibilidade, visando a sua qualidade de vida, que entendemos como o conjunto de circunstâncias/valores humanos e materiais, que provoca e produz o *bem-estar* biopsicossocial, biossociocognitivo, mental e cultural;

- O estarmos cientes de que é a experiência que nos ajuda a eliminar preconceitos ou conceitos mal formados, fantasmas terríveis que urge exorcismar com base no binómio "experiência-esclarecimento", que tem de estar entrosado na pedagogia para a educação e formação humana, cultura e capacidade/competência para o comunicar, relacionar-se e interagir, acompanhando a criança cega e a sua família, educando/formando e envolvendo de forma corresponsabilizante os pais, os professores e a sociedade civil, vinculando também a este processo o Estado e instituições vocacionadas para a solidariedade e partilha;

- O estarmos conscientes de que, para o harmonioso e natural desenvolvimento da sensorialidade e cognição, percepção e interação, compreensão e sociocomunicabilidade da pessoa cega, a estruturação da estratégia científica para esse efeito tem de ser adequada e comprovadamente aplicada, sequencialmente aprofundada, dinâmica e progressiva no abrangencial e no particular, e implicitar em si mesma, de modo relacional introativa, o pugnar por um *aprender envolvente*, um *ensinar com arte*, um *modelo de representação* e um *reportório eclético, multicultural e criativo*, com intervenção investigacional e desenvolvimental precoce (e ao longo da vida) ajustada às diferentes etiologias da cegueira, níveis etários e processo do conhecimento, desde o berço à adultez (crianças, adolescentes, jovens, adultos, seniores), incluindo familiares, mas sempre num processo de mãos dadas e interdisciplinar.

A **1ª Parte (DT)** deverá consumar-se no seguinte conteúdo programático:
· **Desenvolvimento Tiflopercepcional e Relacional**
a) Tifloperceptibilidade: conceito e desenvolvimento;
b) Sensorialidade/multissensorialidade, relacionamento e interação;
c) Perceptibilidade/tactologia/audibilidade e compreensão;
d) Sociocomunicabilidade, suplência multissensorial e intercompreensão;
e) Teoria da variabilidade tiflopercepcional no processo de apreensão/compreensão/intercompreensão sensorial e sociocognitiva de acordo com o grau de continuidade ou de descontinuidade da(s) modalidade(s) sensorial(ais) que se utilizar(em).

· **Promover na Pessoa Cega**
a) O adquirir e desenvolver compreensão/intercompreensão sensorial e cognitiva, através da hapticidade/audibilidade, binómio consubstanciado na sua sensorialidade global, atingindo um nível funcional na perceção/apreensão-

captação, na integração auditiva e inerente sensorialidade espacial, com uma consciencialização tátil/fonológica, com uma memória verbal funcional na conversação/diálogo, mantendo-a com o máximo de sinais elevados de compreensão/intercompreensão;
b) O ter, na linguagem falada, os instrumentos verbais fluentes e semântico-sintaxicamente adequados, nos planos do concreto e do abstrato;
c) O cultivar e exercer, na psicomotricidade, um perfil tonicopostural e práxico-espacial funcional e operacional;
d) O desenvolver ao máximo a orientação e mobilidade, autonomia e independência, identificação de alvos/contextos/texturas espaciais, assegurar o controlo postural/tonicovestibular, as praxias global e fina, incluindo a instrumental;
e) O ter a mesma possibilidade, a que as pessoas normovisuais têm, de satisfazer todas as suas curiosidades, nos planos do saber e do conhecer, tocando em tudo o que se vê ou que se observa, nem que seja através de representações táteis (réplicas) e/ou de audiodescrições perfeitas, em viva voz ou formato digital.

Na 2ª Parte (OM), a preocupação formativa deverá ser também de ordem teórico-prática, nunca inferior a uma carga horária de 60 horas, no entanto, tratando-se de uma Pós-Graduação, deverá essa carga horária alargar-se a 150 horas, de modo a que o Curso de Formação Especializada em Orientação e Mobilidade tenha, no seu todo (as duas Partes), um total de, no mínimo, 250 horas letivas.

GUIA DE INTERVENÇÃO PRECOCE NA DISFUNÇÃO VISUAL
Augusto Deodato Guerreiro

Nos objetivos Gerais a atingir, pretende-se que o professor domine competências que lhe permitam, dentro do processo ensino-aprendizagem e no âmbito do plano educativo que se definir para cada aluno, intervir em áreas que desenvolvam nesse aluno um melhor conhecimento do seu corpo e da relação do mesmo com o espaço que o rodeia e da relação com o mundo dos objetos e das pessoas.

Para isso, o programa de formação consistirá muito especialmente na prática das mesmas ações que o aluno com deficiência visual terá de realizar, obrigando o formando a vendar os seus olhos, e utilizando dominantemente o seu corpo e a sua bengala nas situações da área da escola e residência do aluno.

Neste sentido, nos objetivos a atingir, o formando deverá demonstrar, oralmente e por escrito e, na prática de olhos vendados, os seguintes conhecimentos:

- Os problemas físicos, psicológicos e sociais que favorecem ou dificultam a autonomia nas deslocações do aluno com deficiência visual;
- Os métodos, técnicas e processos do ensino da orientação e mobilidade básica no interior da área da escola e da residência, bem como nos mais diversos e complexos lugares e situações;
- Os aspetos básicos específicos no ensino destes alunos (visão reduzida, cegos, mesmo surdocegos, novas tecnologias, cães-guia);
- A capacidade para realizar avaliações das técnicas básicas em termos de orientação e mobilidade dos

alunos com deficiência visual;
- A capacidade para realizar corretamente o ensino da orientação e mobilidade (técnicas básicas - guia, proteção, localização de objetivos e bengala em interior) nos seus aspetos de sequenciação, adaptação e individualização.

A 2ª Parte (OM) deverá concretizar-se no seguinte conteúdo programático:
Numa primeira fase, apresentar a orientação e mobilidade numa perspetiva teórica, evocando os fundamentos da OM e as implicações no processo ensino/aprendizagem.

· **Orientação para a pessoa cega**

a) O corpo e as suas relações com o espaço;
b) Direcionalidade;
c) Técnicas sociais básicas;
d) Planos e mapas táteis.

Numa segunda fase, apresentar a orientação e mobilidade numa dimensão puramente prática.

· **Técnicas básicas**

a) Técnica de guia;
b) Caminhar com guia;
c) Troca de lado;
d) Passagens estreitas;
e) Aceitação ou recusa de ajuda;
f) Sentar;

g) Portas;

h) Subir e descer escadas.

· **Técnica de proteção**

a) Proteção alta;

b) Proteção baixa;

c) Deslizar;

d) Localizar objetivos;

e) Localizar objetos caídos;

f) Técnica de bengala em interior;

g) Técnica em diagonal;

h) Subir e descer escadas;

i) Portas;

j) Técnica em diagonal e deslizante;

k) Técnica de 2 toques;

l) Técnica de deslizar;

m) Mudança de uma técnica para outra;

n) Técnica de análise de objetos.

· **Quanto à metodologia a utilizar em aspetos gerais:**

Na formação orientada, a generalidade da atividade será prática, realizada em equipas de seis formandos. Dentro de cada equipa de seis existe ainda uma subdivisão em equipas de três, em que um dos elementos executa a tarefa de olhos vendados, representando o aluno com deficiência visual, o segundo elemento serve de guia, orientando e protegendo, realizando assim o papel do professor, e o terceiro elemento acompanha, observa, analisa e comenta. Este terceiro elemento procura realizar o *feedback*, se possível, utilizando gravação sonora ou vídeo. Pretende-se que estas duas subequipas de três elementos cada trabalhem num espaço que esteja sempre debaixo da observação do professor formador, trocando de papéis de forma a todos experimentarem a mesma ação.

· **Nas condições de frequência da prática da ação, utilizar-se-ão** os espaços interiores e exteriores reais de uma forma progressiva, permitindo a dupla situação de aprendizagem:

- Aprender de olhos vendados a caminhar totalmente sozinho com proteção e utilizando a bengala, começando a aprendizagem dentro de um edifício e progressivamente passando pelo maior número de situações típicas;

- Aprender a situação de professor, praticando-a a partir da condição de guia em referência à ação a utilizar para com o aluno, usando a metodologia característica do processo ensino-aprendizagem e específica da orientação e mobilidade.

· **Avaliação contínua na prática diária:**
a) Técnicas básicas, proteção/bengala (conhecimento e prática das técnicas);
b) Metodologia de intervenção;

c) Integração dos conhecimentos nas práticas com o aluno;
d) Expressão das ideias de forma correta, clara e acessível ao aluno;
e) Capacidade de adaptação às circunstâncias (mudança de orientação na intervenção quando necessário);
f) Transmissão de conforto ao aluno durante a intervenção.

· **Relações interpessoais e qualidades pessoais:**
a) Capacidade de aceitação de críticas construtivas do colega/professor;
b) Cooperação com os colegas;
c) Pontualidade;
d) Demonstração de potencialidade para a atividade.
· Realização de um projeto de investigação final, em que a investigação e desenvolvimento, prática inclusiva e aplicação estejam bem hipotisados e fundamentados.

· **Material:**
- **Uma** Bengala por aluno (inteira - não articulada) (duas tamanho grande e as restantes tamanho médio);
- **Uma** Venda por aluno;
- **Um** vídeo projetor.

· **Recomendações:**
- Os alunos deverão utilizar sapatos confortáveis para marcha, sendo aconselhável com sola de couro, pois este material permite à pessoa cega emitir mais som com os seus passos e dá-lhe mais equilíbrio postural, porque o couro é mais permeável ao magnetismo

terrestre do que a borracha, proporcionando-lhe, assim, mais equilíbrio físico e precisão ecolocalizacional.

As estruturas responsáveis e envolvidas nas questões da inclusão das pessoas com deficiência, neste caso, das pessoas cegas, desde o berço à adultez, não podem continuar a fingir propósitos, que não cumprem, para que foram ou são criadas.

Os alunos cegos, por exemplo nas Escolas de Referência, não podem continuar a sofrer de problemas de socialização, essencialmente devido às dificuldades de mobilidade, de literacia e da fruste autonomia pessoal, nem, nesta sequência, de baixas autoestima e autoimagem, autoconfiança, reduzido autoconceito, automarginalização e isolamento, o que se traduz em insucesso pessoal e escolar, estado de alma e desenvolvimento que num Estado de direito não pode ser permitido.

II.8.3.1. Em síntese, as escolas de referência que integram o domínio da disfunção visual

Estamos cientes de que as Escolas de Referência que integram o domínio da disfunção visual, na perspetiva do conceito de escola inclusiva, diversidade e equidade (Serrano, 2018: 236-240), deveriam estar todas preparadas para assumirem uma resposta educomunicativa especializada e inclusiva, conforme o a seguir sustentado pelo investigador em referência:

«Escola inclusiva, diversidade e equidade são três conceitos chave da contemporaneidade educacional, praticamente, a nível mundial. Tal significa que se constata uma preocupação global em proporcionar às novas gerações - e, em princípio, a cada criança e a cada jovem - um processo educativo que os capacite para uma participação bem conseguida na complexa sociedade da informação e conhecimento.

Cada um dos conceitos em apreço tem gerado múltiplas interpretações, facto que, por um lado, comprova o envolvimento interessado de grande número de atores educativos, mas que, por outro - devido à ausência de entendimento consensualizado - terá vindo a fragilizar o impacto efetivo da ação educativa em contexto real. Porém - e apesar de tudo - a investigação tem evidenciado progressos sensíveis no modo como os sistemas educativos têm vindo a responder equitativamente à diversidade dos alunos, promovendo, em consequência. a sua inclusão. Todavia, se é certo de que já se fez bastante a verdade é que ainda há muito para fazer, pois como atesta a UNESCO (2016) cerca de 263 milhões de crianças e jovens entre os 6 e os 17 anos - na sua maioria meninas - não frequentam atualmente a escola.

Num exercício de análise do papel ou do lugar que estes conceitos ocupam no quotidiano educativo, julga-se fundamentado assumir que a diversidade se refere às pessoas, a inclusão ao processo dirigido a essas pessoas e a equidade ao efeito a produzir no ato pedagógico (metodologias e recursos) para que a diversidade se sinta incluída.

Retornando à reflexão sobre a explicitação compreensiva subjacente aos conceitos em análise, adianta-se que no âmbito educacional sempre que se fala de diversidade humana, fala-se de diversidade cultural, porque a outra - diversidade biológica - não emerge com tal proeminência. Efetivamente é a diversidade cultural que se manifesta nas interações entre as pessoas as quais neste relacionamento constroem, transmitem, modificam e compartilham significados, sendo estes percebidos, positiva, ou negativamente, por parte dos sujeitos em diálogo (Odina, & Velásquez, 2012). É, pois, sob uma abordagem intercultural que se manifesta e entende a diversidade humana através de processos de comunicabilidade entre as pessoas. Deste modo fica patente o papel nuclear que a interação comunicativa detém no que concerne à diversidade e sua inclusão, ou marginalização no contexto escolar.

Uma pesquisa que se faça com o objetivo de identificar quais os países que melhor têm concretizado no campo educacional a triangulação articulada da inclusão, diversidade e equidade, evidencia que o Canadá se encontra nos lugares cimeiros, mormente, pelo trabalho desenvolvido na região de Ontário. Neste enquadramento, os serviços locais de educação assumem a diversidade como uma ampla gama de qualidades e atributos humanos dentro de um grupo, organização ou comunidade. Para aqueles serviços as dimensões da diversidade integram cultura, etnia, identidade de gênero, idioma, capacidade física e intelectual, raça, religião, sexo, orientação sexual e status socioeconômico (MINISTRY OF EDUCATION/ONTARIO, 2009). Como já se frisou, antes, estas dimensões ganham identidade e evidência mediante os processos dialógicos emergentes no seio dos grupos, organizações ou comunidades.

GUIA DE INTERVENÇÃO PRECOCE NA DISFUNÇÃO VISUAL
Augusto Deodato Guerreiro

Já no que respeita à equidade, os serviços do Ministry of Education de Ontário preconizam que através deste processo se pretende proporcionar condições que igualizem oportunidades de participação bem-sucedida no processo de aprendizagem. Assim, a equidade consubstancia uma forma de tratamento justo, já que ativa situações de atendimento desigual, precisamente para apoiar mais a quem de tal necessita para ter acesso e sucesso curriculares.

Finalmente - e para os mesmos serviços - a educação inclusiva assenta no princípio da aceitação e valorização de todo e qualquer aluno, flexibilizando o currículo de forma a ajustá-lo aos estilos de aprendizagem da diversidade discente. Criam-se, assim, condições pedagógicas favoráveis à otimização do potencial de aprendizagem de cada aluno, independentemente das suas características pessoais.

A educação inclusiva é apanágio da chamada escola compreensiva, entendendo-se esta, como uma organização de ensino-aprendizagem que valoriza e acolhe a diversidade, ao mesmo tempo que procura, tendencialmente, suprimir, tanto a seleção como a segregação de alunos (Calero & Pérez Benasco, 2015). Sob esta lógica, todo o aluno usufrui de oportunidades de experienciar um gratificante sentimento de pertença à comunidade de acolhimento, com reflexos positivos na sua autoestima, motivando-o, intrinsecamente, para a aprendizagem.

Paralelamente, importa atentar que:

A educação inclusiva, com seu objetivo geral de satisfazer as necessidades comuns e especiais dos alunos, é um processo exigente em que elementos de dois tipos são combinados. Por um lado, elementos relacionados com a cultura, políticas e práticas das escolas; e por outro, elementos relacionados com os recursos humanos e materiais disponíveis (Calero & Pérez Benasco, 2015, p.8).

Os alunos (diversidade) configuram o centro da atenção educativa de toda a comunidade escolar que prossiga os princípios da inclusão e da equidade. Neste contexto, o currículo prefigura o meio de concretização dos referidos princípios, desde que devidamente adequado aos diferentes estilos de aprendizagem inerentes à diversidade dos alunos. Mas - se bem que determinante - não é suficiente priorizar o foco curricular. Efetivamente, as instituições de formação inicial de professores também se devem esforçar no sentido de recrutar professores com deficiência, com diversidade cultural, imigrantes e com outras tipologias. Ou seja, imperativo que os professores representem, eles próprios, a diversidade que a filosofia de inclusão pressupõe (UNESCO, 2017).

Em síntese, refere-se que uma escola se torna inclusiva quando adapta a sua organização e funcionamento à diversidade discente, assumindo o objetivo primacial de responder com qualidade às necessidades comuns e específicas da totalidade dos seus alunos. Neste quadro, figura a equidade como processo estratégico da consecução daquele objetivo

Fontes consultadas:

MINISTRY OF EDUCATION/ONTARIO (2009). Realizing the promise of diversity: Ontario´s Equity and inclusive education strategy. Ontário; MINISTRY OF EDUCATION

<http://www.edu.gov.on.ca/eng/policyfunding/equity.pdf>

Acedido em 2 de maio de 2018.

Olina, F. & Velásquez, S. (2012). Equidad y diversidad en la Educación Obligatoria. Revista de Educación, 358. maio-agosto, pp. 12-16

UNESCO (2016). Relatório de Seguimento da Educação no Mundo. Paris: UNESCO»

(Serrano, 2018: 236-240).

Neste sentido, a ação da escola inclusiva deverá incidir também nas seguintes áreas, que consideramos prioritárias:

• Literacia braille, entendendo-se neste contexto o Sistema Braille como o meio natural de leitura e escrita para as pessoas cegas, através do qual, na sua grande polivalência signográfica, se representam graficamente as mais diversas simbologias, incluindo as da linguística, da notação científica, da musicografia, da informática.

• Desenvolvimento sensoriocognitivo e tiflopercepcional, orientação e mobilidade, relacionamento e interação, autonomia e independência, socialização e autoconfiança.

• Tecnologias e produtos de apoio para acesso ao currículo escolar, bem como para acessibilidade e usabilidade web em termos pesquisacionais correlativos ou complementares.

• Atividades escolares e de extensão escolar que se prendam com a vida diária e o desenvolvimento de capacidades e competências pessoais e sociais.

II.8.3.2. O empenho e desempenho, nas escolas de referência, de Professores com formação especializada em educomunicação especial e inclusiva na área da disfunção visual

Estas escolas de referência deveriam integrar, obrigatoriamente, docentes com a devida formação especializada em educomunicação especial na área da disfunção visual e estarem dotadas de uma urbanização e arquitetura inclusivas, de equipamentos tiflotecnológicos e materiais audiotáteis e de apoio específicos, de forma a garantirem a acessibilidade à informação, à cultura e ao currículo escolar, bem como a todo o acervo documental, bibliográfico e web-gráfico disponibilizado pelos docentes e pela respetiva biblioteca escolar, presencial e/ou online.

Nesta aceção, e independentemente de se observarem raros casos pontuais, os docentes com formação especializada em educomunicação especial na área da disfunção visual deveriam:

• Fomentar e promover o desenvolvimento de competências literácitas, no que se refere ao domínio da leitura e escrita do Sistema Braille e compatibilização com as demais literacias digitais e inclusivas, desde a educação e comunicação no ensino pré-escolar.

• Dominar e lecionar a unidade curricular braille na sua polivalência signográfica e aplicação a todas as simbologias graficofonéticas e da mais diversa natureza em uso nos ensinos básico e secundário regulares.

• Avaliar, com os necessários rigor e premência, o grau de disfuncionalidade visual, no sentido de se poderem estudar e definir as adequadas metodologias estratégicas de ensino-aprendizagem e os específicos materiais de apoio e de complementaridade para uma intervenção o mais profícua e eficaz.

• Exercitar e promover o desenvolvimento de competências sensoriocognitivas e tiflopercepcionais, de orientação e mobilidade, de relacionamento e interação, de socialização e autoconfiança na acessibilidade e usabilidade de tecnologias e produtos de apoio, incluindo no espaço web, nas atividades escolares e de extensão escolar ligadas à vida quotidiana e ao desenvolvimento de competências sociais e humanas, na humanização da vida em cidadania, equidade e inclusão.

Mas estamos igualmente cientes de que o nosso XXI Governo Constitucional também está bem consciente desta desordem educomunicacional e cultural inclusiva em que, infelizmente, nos temos encontrado, e já trabalhou, apresentando-nos uma adequada solução legislativa, tendo, na centralidade da sua determinação, a imposição da obrigatoriedade de cada escola conhecer as limitações, ou obstruções, funcionais, cognitivas e sociocognitivas de cada um dos seus alunos no acesso ao currículo e às aprendizagens, no sentido de, assim, se procurarem minimizar ou dissipar todo o tipo de dificuldades de cada um dos alunos, no caso cegos ou com baixa visão, e conduzi-los ao máximo das suas potencialidades.

Pensamos que, num processo de intervenção pedagógica multinível, os docentes, equipas multidisciplinares, pais e encarregados de educação, poderão encontrar, em conjunto, as adequadas perspetivas de atuação, sem as marginalizantes categorizações, nas necessidades específicas de cada um dos alunos, de forma a assegurar a cada um e a todos, ainda que mediante diferenciados percursos e tempos de aprendizagem, o êxito educativo, cognitivo, comunicativo e social no término da escolaridade obrigatória.

Estas lacunas, que se verificam nas Escolas de Referência, remetem-nos para mais e intrínsecas preocupações. As capacidades e competências habilitacionais e de intervenção dos professores de educação especial, que lidam com a problemática visual e com alunos cegos, e o número suficiente desses professores nas Escolas de Referência, são recursos que nelas não podem continuar a faltar.

Ao mesmo tempo, o pleno domínio das questões de natureza educomunicacional e cultural, que têm de estar sempre presentes na Escola de Referência, englobando os professores, os técnicos operacionais, os funcionários administrativos, incluindo todo o pessoal auxiliar que nelas presta serviço, as questões da educação especial, da educação inclusiva e das dificuldades de aprendizagem, consoante as problemáticas da deficiência de alunos, em especial de alunos cegos, traz-nos a este contexto reflexões de

Serrano (2017a e 2017b) e de Fonseca (2017b), que não podemos deixar de transcrever aqui.

II.8.4. A questão da educação especial

Assim, no que respeita à importância da educação especial, em sintonia com Jorge Serrano e citando-o:

«*A nível histórico, o termo Educação Especial emergiu com acentuada antecedência em relação ao de Educação Inclusiva e se, entretanto, configurava o sentido de uma modalidade educativa distinta da educação regular, após o advento do movimento de inclusão, a sua concetualização tornou-se progressivamente mutável à medida que a filosofia, conceito e práticas inclusivas se iam estabilizando no contexto escolar. Em consequência, nos tempos correntes (2017), afigura-se desejável concetualizar a Educação Especial, como um recurso integrante de uma educação única e ativamente promotor da escola inclusiva. Nesta lógica, importa atentar que a consecução de uma escola inclusiva implica a adaptação da sua organização e funcionamento pedagógico à diversidade dos seus alunos, a fim de garantir, a cada um e a todos, uma resposta pedagógica de qualidade. Por outro lado, se a referida expressão "diversidade dos seus alunos" possui uma semântica de coletivo, é crucial entrever que, a mesma, pressupõe a ideia de que - devido precisamente à "diversidade" não existem dois alunos iguais. Portanto, cada um, é um ser único, singular e irrepetível. Logo, a perspetiva homogénica em que tradicionalmente assentava a prática educativa, não tinha - e, assertivamente, não tem - suporte de veracidade, daí que tenha toda a legitimação, o uso da expressão "atenção à diversidade", como sinal semântico do paradigma da escola inclusiva.*

Ora, os princípios e práticas da Educação Especial, ao longo dos tempos, têm privilegiado, sobremaneira, a individualização, ou melhor, a personalização, a nível de atendimento pedagógico. E reside, aqui, talvez o melhor fundamento para se avançar com um conceito de Educação Especial que se afigure adequado à contemporaneidade educacional: um conjunto de ações prestado por recursos humanos e materiais, com o objetivo de identificar necessidades educativas especiais apresentadas por cada criança e cada jovem, a fim de lhes assegurar a igualdade de oportunidades em termos de aprendizagem e de desenvolvimento integral. Deste modo, reconhece-se a criança, ou jovem, como sujeitos do seu processo formativo e cuja inclusão se procura salvaguardar através da referida igualização de oportunidades (ou, dito de outro modo, pela superação de barreiras à participação).»

(Serrano, 2017a e 2017b).

Continuando em sintonia com Jorge Serrano e citando-o em relação à educação inclusiva:

«A educação inclusiva implica a eliminação de barreiras que na escola impedem os alunos de participar nas atividades escolares. A educação inclusiva tem, por isso, como objetivos, criar condições a todos os níveis e para todos os alunos, os que têm necessidades educativas especiais e todos os outros, para que possam aceder com equidade ao processo de ensino-aprendizagem.

A Declaração de Salamanca (1994) dá indicações acerca de como podem as escolas favorecer o desenvolvimento e a aprendizagem de todos os alunos, evitando a marginalização e a discriminação. O mesmo acontece com a Convenção dos Direitos das Pessoas com Deficiência (2006), subscrita por Portugal, que defende que é necessário que todas as crianças com necessidades educativas especiais tenham acesso à educação, sendo que o sistema de ensino lhes deve oferecer todas as condições necessárias.

O que está em causa no movimento da escola inclusiva é que o enfoque não se deve colocar apenas no aluno ou na criança, tendo em conta os seus problemas intrínsecos, mas antes no processo de transformação da escola para que, em vários domínios (organização, recursos, currículo, diferenciação pedagógica, envolvimento dos pais e da comunidade) possa responder à diversidade humana, concretizando o grande desígnio de ser uma escola para todos.»

(Serrano, 2017b).

II.8.5. A questão das dificuldades de aprendizagem

As dificuldades de aprendizagem, bem assim as específicas, tanto podem afetar os alunos cegos como os normovisuais. Numa perspetiva genérica, e porque a amplitude científica expressa por Fonseca (2017b) nos oferece neste contexto informação relevante, afigura-se-nos ser igualmente importante citá-lo, transcrevendo a propósito o texto seguinte:

«*As Dificuldades de Aprendizagem (DA) são motivo de inquietude em muitos profissionais (médicos de várias especialidades, neuropsicólogos, psicólogos, pedagogos, professores, terapeutas e reeducadores, professores de português, professores de apoio pedagógico, professores especializados, explicadores, etc.), e em muitos responsáveis políticos da educação, não esquecendo obviamente a luta silenciosa e dolorosa dos pais, que não aceitam que os seus filhos sejam potencialmente condenados ao insucesso escolar e estigmatizados em múltiplos cenários de desintegração social.*

Na nossa cultura, desde os 3 anos, e fundamentalmente desde os 6 anos, a escola é o meio natural da criança, onde se joga o seu futuro, não apenas em termos de personalidade, como em termos de cidadania. Logo que a criança chega à escola, e não aprende no tempo previsto, várias opiniões emergem, sem que se defina com precisão, qual a causa, ou causas, e quais os sinais de risco mais relevantes.

Uma das clarificações a colocar, para além de muitas outras, deve situar prioritariamente, o que entendemos por DA, ou por dificuldades de aprendizagem específicas (DAE).

Desde os pioneiros aos novos messias, o campo das DA tem estado particularmente vinculado ao processo contínuo da linguagem, desde o 1º sistema simbólico, inerente à linguagem falada que se desenvolve em primeiro lugar em termos de maturação neuroevolutiva, até ao 2º sistema simbólico que emerge da linguagem escrita, normalmente aprendido posteriormente.

A emergência das DA deve ser estudada, quanto a nós, nesta continuidade de processos cognitivos, ou seja, na trajetória desenvolvimental do não simbólico ao simbólico, pois podem centrar-se quer na criança quer na interação com o seu envolvimento e contexto cultural, ou ainda na conjugação complexa dos dois fatores.

GUIA DE INTERVENÇÃO PRECOCE NA DISFUNÇÃO VISUAL
Augusto Deodato Guerreiro

As DA constituem, consequentemente, dificuldades momentâneas e temporárias (quanto a nós, o termo problemas pode ser igualmente assumido), habitualmente referenciadas em termos clínico-pedagógicos como as "dis" (disgnosia, dispraxia, disfasia, disnomia, disartria, dislexia, disgrafia, disortografia, discalculia ou dismatemática), pois não podem ser confundidas com dificuldades definitivas, persistentes e permanentes como as que são evidenciadas por crianças com dificuldades desenvolvimentais ou intelectuais onde o parâmetro do quociente intelectual (QI) e do fator g, deve ser tomado em consideração.

As DA constituem a parte visível do "iceberg", pois falta ainda muito por investigar sobre a sua parte submersa. As várias "dis" são sintomas, onde é necessário descobrir e identificar os mecanismos íntimos, subtis e camuflados do processo mais abrangente da aprendizagem humana, quer não simbólica e mais básica quer simbólica e mais complexa.

A nossa prática clínica sugere que as DA apontam para problemas cognitivos específicos, e não globais, que integram tal processo neurológico complexo na criança. Uma vez clarificada a avaliação dinâmica do seu perfil cognitivo de aprendizagem, é mais fácil implementar planos de intervenção psicoeducacional individualizados e mais fácil propor adaptações reeducacionais ou terapêuticas mais pertinentes e eficazes em termos de intervenção pedagógica.» (Fonseca, 2017b).

Sabemos que, infelizmente, podem existir crianças cegas, alunos cegos na escola, também com este tipo de dificuldades.

Daí a razão de nos alongarmos nesta explicitação, da

responsabilidade do *"pai científico"* das *"Dificuldades de aprendizagem"* entre nós. Mas porque também se pode estender este tipo de dificuldades às *"dificuldades de aprendizagem específicas"*, achamos oportuno referir ainda, continuando a citar Fonseca (2017b), que as dificuldades de aprendizagem específicas constituem

"... um grupo heterogéneo de problemas cognitivos que ocorrem em crianças consideradas inteligentes (QI igual ou superior a 80), oriundas dum envolvimento familiar e cultural normal e com uma escolaridade também normal, mas que não aprendem a ler, a escrever e a calcular com base nos métodos de instrução que resultam para a maioria dos alunos.

Tal consideração leva-nos a distinguir as DA do chamado insucesso escolar (insucesso não específico), na medida em que as DA revelam a presença de problemas cognitivos específicos, enfocados em determinados processos e sub-processos cognitivos de aprendizagem, como são os problemas de consciencialização fonológica, de nomeação lenta, de défice de memória de trabalho e de longo termo, de dificuldades visuo-atencionais, de disfunções executivas, etc., e não, necessariamente, em todos eles.

Nalgumas áreas de conhecimento e nalguns processos de aprendizagem, estas crianças ou jovens podem mesmo apresentar rendimentos e performances normais ou mesmo talentos de excelência (são conhecidos muitos casos de DA em figuras notáveis da literatura, da arte, da ciência, do desporto, da música, etc.) que ilustram o seu perfil de discrepância cognitiva já avançado por muitos estudos de caracterização clínica.

O insucesso escolar não específico, tão frequente e infelizmente tão banal na sociedade actual, pode resultar de muitas causas isoladas ou combinadas.

Este tipo de insucesso pode decorrer de:

- fatores psicodinâmicos pejorativos, momentâneos ou duráveis (desmotivação, baixa auto-estima, excesso de ansiedade, funções cognitivas empobrecidas, insucesso experiencial prolongado, etc.);

- fatores envolvimentais pontuais ou estruturais (dispedagogia, escolarização atípica ou irregular, falta de mediatização familiar e cultural, pobre domínio de competências linguísticas, etc.), ou,

- défices intelectuais globais (dificuldades desenvolvimentais e intelectuais ligeiras, moderadas e ou severas).

Não nos cabe nesta definição de conceito tratar da deficiência mental ou do fator "g" de inteligência, mas não podemos perder de vista que qualquer aprendizagem humana para ser bem sucedida ou atingir um rendimento mínimo aceitável, requer a suficiência, e não a insuficiência ou inconsistência, de funções cognitivas básicas.

Sem as funções cognitivas básicas, como: a atenção, a percepção, o processamento de informação, a memória, a imagem, o raciocínio, a lógica, a classificação, a simbolização, a conceptualização, a planificação, a antecipação, a execução, a regulação e a expressão de respostas adaptativas, não é possível aprender a nadar, nem a ler ou escrever.

Para que qualquer processo de aprendizagem seja bem adaptado, útil e funcional, o ser humano necessita dum equipamento mental que disponha de tais ferramentas cognitivas a funcionar em harmonia e por meio da orquestração sistémica de módulos cerebrais especiais e adaptados a funções precisas.

GUIA DE INTERVENÇÃO PRECOCE NA DISFUNÇÃO VISUAL
Augusto Deodato Guerreiro

Quando o cérebro como o órgão da aprendizagem, como o mais organizado do organismo não opera de forma funcional ou normal, isto é, não atinge a eficiência mental necessária, quer na evolução quer na aprendizagem, o sucesso adaptativo (como é o caso do sucesso escolar) não pode ser alcançado.

O fator "g" constitui assim uma propriedade neurobiológica do cérebro que é essencial à aprendizagem, sem esse fator intelectual básico, sem essas habilidades e processos cognitivos estruturais, as aprendizagens da leitura, da escrita e da matemática, como funções psíquicas superiores (as que exatamente ilustram as DAE) não serão possíveis de atingir com métodos pedagógicos tradicionais.

Apesar da suficiência mental ser uma das características das crianças e jovens DA que as distinguem das crianças e jovens com dificuldades desenvolvimentais e intelectuais, para além do seu perfil controverso de discrepância cognitiva, o seu ensino deve também obedecer à implementação de estratégias e metodologias inovadoras, bem diferentes da instrução curricular normal.

Se o sistema de ensino não atender à especificidade e diversidade das crianças e jovens DA, os seus insucessos e fracassos escolares perdurarão, as repetições de ano serão inevitáveis, os exames não serão bem sucedidos nem os diplomas serão obtidos, os seus futuros profissionais ficarão comprometidos e a sociedade dita de informação, cada vez mais exigente, não lhes encontrará lugar para se integrarem e desenvolverem como cidadãos.

Crianças e jovens DA, inteligentes, curiosos e ávidos de conhecimento e capazes de aprender em outros sectores da cognição, serão deixados de lado do sistema de ensino e da formação profissional qualificada. Abandonados a si próprios e a uma iliteracidade perigosa, que cobrará insuportáveis custos, as suas potencialidades cognitivas serão desperdiçadas sem qualquer benefício social.

Independentemente das frequentes controvérsias entre os profissionais sobre a interpretação das DA, a aposta no domínio da prevenção, do diagnóstico e da intervenção (ou reeducação), parece o caminho mais certo para um consenso necessário e urgente, razão esta mais que suficiente para estimular a criação de programas com tais objetivos.

Nas múltiplas razões apontadas, os sinais de risco que mais se distinguem nas crianças DA, que não são necessariamente exclusivos, são os seguintes: rendimento ou desempenho insuficiente ou desviante; imaturidade ou falta de disponibilidade para a aprendizagem; lentidão ou atraso na aquisição de competências escolares; prolongamento do insucesso; não integração dos pré-requisitos; falta de prática; dispedagogia; problemas psicoafetivos e socioculturais; desinteresse; desmotivação; inibição cognitiva; blocagem emocional; etc., etc..

A hipótese das DA estarem fortemente correlacionadas com défices fonológicos é hoje sobejamente confirmada por inúmeras investigações, nacionais e estrangeiras. A dislexia, entendida como DAE mais comum e específica da aprendizagem da leitura, e não como DA generalizada, não deve confundir-se com aspetos inerentes à deficiência mental como já vimos atrás.

Também não deve ser confundida com crianças que revelam um perfil de má leitura ("poor readers"), na medida em que nestas crianças, as DA revelam-se não só na leitura, como noutros âmbitos disciplinares da aprendizagem escolar (o tal insucesso escolar não específico que abordámos em cima), com etiologias mais abrangentes reveladoras de complexas interações entre os processos genéticos (sobretudo com os genes estruturantes) e os envolvimentais.

A prevenção das DA ou a sua reeducação (os norte-americanos denominam esta intervenção por remediação) só poderá ser alcançada com eficácia, quando a intervenção psicoeducacional tomar em consideração o perfil de competências emocionais cognitivas e linguísticas (áreas fortes e fracas) que cada criança revela na pré-escola, independentemente da sua origem social e cultural.

Identificar crianças em risco o mais cedo possível, é uma estratégia de combate ao insucesso escolar que tem de ser posta em prática nas escolas portuguesas, e para a qual todos os professores devem ser alertados. A informação clínica e investigativa que se alcançou nos últimos anos sobre a aprendizagem da leitura e da escrita tem sido enorme, basta agora divulgá-la pelas escolas de forma a evitar processos de instrução (dispedagogia) indutores de DA.

As crianças que, por razões sociais e culturais, são fracas na consciência fonológica, precisam de uma instrução mais sistemática e explícita em tal competência cognitiva básica. Sem tal intervenção prévia, o progresso futuro na fluência da leitura estará comprometido, evidência que é amplamente demonstrada pela investigação psicoeducacional. Sem atender a tal diferenciação na sala de aula, o ensino igual para todas as crianças criará muitas DA. Com fraco treino perceptivo, com fracos recursos de discriminação, de identificação, de focagem, exploração e escrutínio visuais, com débil especialização hemisférica a criança dificilmente aprenderá a ler e sofrerá emocionalmente.

Sem organizar precocemente, na pré-escola e no início do 1º ano de escolaridade as salas de aula face à instrução diferenciada e ao ensino clínico nestes domínios, como acabámos de descrever, estaremos por inércia a alargar o número de crianças candidatas ao insucesso escolar e social. A escola não pode continuar a resistir à mudança, tem de se adaptar à diversidade, precisa de novos recursos de prevenção, de avaliação dinâmica e de novos modelos de intervenção preventiva.»

(Fonseca, 2017b).

No caso das crianças cegas, dos alunos cegos, as dificuldades de aprendizagem, mesmo as específicas, podem afetá-los, devido à ausência dos adequados recursos humanos, técnicos e tecnológicos, literácitos e de ordem autonómica na sua independência e mobilidade, do proficiente e ajustado acompanhamento curricular, convivencial e social na Escola.

Em nossa opinião, essas dificuldades dissipar-se-ão a partir do momento em que, desde o professor ao mais simples auxiliar, passe a circular a necessária motivação, informação e determinação superior, criando-se e instituindo-se um comportamento psicopedagógico tão natural e inclusivo da hierarquia funcional e operacional da Escola, que possa incentivar, habituar e mobilizar as consciências dos alunos normovisuais e de toda a aludida hierarquia para um saudável e promissor espírito operante de cooperação e interajuda (mas entre todos, sem exceções!), assim reunindo as essenciais condições para se encontrar a famigerada inclusão nas Escolas **"Inclusivas"** ou Escolas **"de Referência"**.

II.8.6. A questão das necessidades educativas especiais

As dificuldades de aprendizagem, incluindo as específicas, as necessidades especiais, ou as necessidades educativas especiais, atravessam as problemáticas da deficiência em geral, cuja trajetória, em termos de estratégia metodológica de intervenção precoce, se inicia na família, estende-se à comunidade e à escola e, consequentemente, à sociedade.

No sentido de tornarmos esta afirmação mais precisa e consistente, e depois do aprofundado em relação às dificuldades de aprendizagem (Fonseca, 2017b), também reproduzimos a seguir uma concisa mas bem esclarecedora abordagem sobre necessidades educativas especiais, da responsabilidade de Rasteiro (2017b).

«Na história da educação especial, gradualmente, e sobretudo depois da generalização do modelo social da deficiência tem sido muito significativa e marcante a mudança do enfoque no "caso" para o enfoque no ambiente. Nesse quadro foi um marco histórico em Inglaterra a divulgação do Warnok Report Special Education Needs, publicado em 1978 e legislado em 1981 pelo "Education Act". Foram grandes as mudanças introduzidas pelo comité de investigação constituído para este estudo coordenado por Helen Mary Warnock, desenvolvendo um trabalho de estudo e pesquisa, entre Setembro de 1974 e Março de 1978, onde as propostas apresentadas são muito avançadas para a época, a saber:

GUIA DE INTERVENÇÃO PRECOCE NA DISFUNÇÃO VISUAL
Augusto Deodato Guerreiro

1 - Substituir o paradigma médico e adotar o paradigma educativo, através da identificação e avaliação das necessidades especiais;

2 - Substituir a designação de deficiência pelo conceito de necessidades educativas especiais onde se incluem todas as crianças com ou sem deficiências que apresentem dificuldades ao longo do seu percurso escolar;

3 - Mobilizar meios, técnicas especiais e métodos de ensino especializados para que os alunos possam aceder ao currículo normal;

4 - Dar apoio a todas as crianças independentemente do carácter temporário ou permanente das suas dificuldades;

5 - Promover, quando necessário, modificações do currículo de modo a adaptá-lo às necessidades, apoio educativo e materiais específicos necessários face à problemática apresentada;

6 - Promover modificações arquitetónicas, reduzir o número de alunos nas classes, de modo a facilitar a frequência das escolas regulares;

7 - Prever mudanças na formação dos professores;

8 - Tomar em devida nota a importância da prevenção e da intervenção precoce;

9 - Prever, a seguir, ao período de escolaridade, o desenvolvimento de competências necessárias à autonomia e à integração social, de modo a consolidar as aprendizagens, desenvolvendo processos de transição para a vida ativa.

Em Portugal, conforme as indicações do Woarnock Report, também foi introduzido o conceito de Necessidades Educativas Especiais (NEE), publicando-se, em Agosto de

1991, o Decreto-lei 319/91 que introduz o referido conceito, bem como descrimina as NEE de tipo temporário e permanente. Esta mudança legislativa acabou com a categorização de âmbito médico, até aí muito utilizada. A educação das crianças com NEE foi gradualmente assumida pela escola regular e atribui um papel mais interventivo às famílias, definindo, ainda, um conjunto de medidas que se destinavam a aplicar no Plano Educativo Individual, instrumento de seguimento e organização dos recursos a mobilizar para fazer face às necessidades especiais.

Este processo de rutura com a categorização foi um passo muito importante para os direitos à educação das crianças e jovens com necessidades especiais, pois já, desde os anos 90, Rodrigues (1991), fazia uma crítica muito contundente à categorização e à segregação que a mesma arrastava. Dizia, então:

a) Que as categorias são educacionalmente irrelevantes, pois fornecem um número muito restrito de informação que ajudem ao programa educativo;

b) Os agrupamentos de categorias sobrepõem-se, pois as crianças não se enquadram em categorias únicas pela multifactorialidade dos seus problemas;

c) As categorias rotulam as crianças como "deficientes", concluindo que o problema se encontra unicamente na criança;

d) As estratégias educacionais a utilizar não são exclusivas de uma determinada categoria;

e) A formação de professores baseada em categorias implicava uma híper especialização que cria barreiras dentro da profissão;

f) Os padrões de financiamento, baseado nas categorias, conduzem à perpetuação do enfoque médico centrado na categorização.

Estas mudanças abriram caminho à integração das crianças nas escolas regulares, a um ensino mais individualizado, a uma conceção de que a escola é um espaço de heterogeneidade e de que será necessário encontrar processos para que todos possam ter condições de aprendizagem ajustadas às suas necessidades e potencialidades. As adaptações curriculares, as ajudas técnicas, a acessibilidade à escola, o contacto das crianças e jovens uns com os outros, o ajustamento dos professores à nova realidade transformou a escola num espaço mais democrático, mais aberto e de maior respeito pelo direito à educação.

Como nota final, é necessário deixar bem claro que necessidades educativas especiais não significa que as crianças são "especiais" pelas suas características específicas, mas o que é enfatizado é que os meios, os recursos, a mobilizar é que são especiais, são os adequados, favorecendo o acesso à educação e às experiências educativas, reforçando-se que é determinante o envolvimento social e as atitudes como fatores favoráveis aos processos educativos.

Referências Bibliográficas:

RODRIGUES, D. (1991). As Necessidades Educativas Especiais e a Intervenção. In: David Rodrigues (org.), Métodos e Estratégias em Educação Especial (pp. 41-57). Lisboa: Universidade Técnica de Lisboa - Faculdade de Motricidade Humana.»

(Rasteiro, 2017b).

II.8.7. A questão da intervenção precoce

Fala-se muito de educação em intervenção precoce. Fala-se, talvez menos, de comunicação em intervenção precoce. Contudo, essencialmente no que se refere a crianças cegas, achamos preferível adotar a terminologia educomunicação em intervenção precoce, ou, mais exatamente, educomunicação inclusiva em intervenção precoce na infância, embora a perspetiva educomunicacional inclusiva deva prosseguir a sua caminhada interventiva ao longo da vida, conforme o que temos vindo a sustentar neste breve repositório de ideias, que, em muito e conforme o já atrás esbatido e confirmado, se assemelha a um breve testemunho do seu autor.

Trata-se de um desafio sublime que se nos coloca há cerca de três dezenas de anos, e que nos deve desafiar a todos a sermos interventores e decisores integrantes de um imensurável e belo horizonte paradisíaco, que será uma espécie de mundo novo de um tempo novo, onde todos, sem exceções, possamos passar a ter lugar, beneficiando da intervenção pedagógica e educomunicacional inclusivas. Para isso, basta que todos nos motivemos e nos mobilizemos, a comunidade científica e um número cada vez mais crescente de "cobaias" disponíveis (como eu próprio o venho fazendo) para essas experiências, com o objetivo de criar alternativas/soluções, pensando em todas as problemáticas educomunicacionais que possam condicionar ou impedir a interação, a sociabilidade, a intercompreensão e a inclusão entre as pessoas com e sem deficiência.

Sendo tão relevantes a comunicação e a capacidade para comunicar e interagir, esse domínio implica que, seja em que língua ou em que modalidade comunicacional for, temos vindo, ao longo da história, a procurar conceber, estudar e desenvolver outras formas de comunicação, a entender e a ser capazes de explicitar teorias e estruturas metodológicas e científicas em relação ao desenvolvimento do processo linguístico e comunicacional. E foi mediante a comunicação verbal (oral e escrita) que se criaram (e têm vindo a ser criados) todos os demais modelos comunicativos e correspondentes teorias, sendo a oralidade o processo interlocutivo que utilizamos nas relações interpessoais humanas face a face e a distância (mesmo virtualmente), e a escrita a representação graficofonética dos signos linguísticos, nos diferentes alfabetos, inclusive, no alfabeto braille, representado por sinais desse Sistema.

Neste contexto, e a propósito da complexidade do conceito de comunicação e a respetiva evolução teórica e prática ao longo dos tempos, basta revisitarmos o amplo e sempre a crescer "estado de arte" sobre as já inúmeras teorias comunicacionais mais universalmente aceites, um número já considerável na diversidade das tradições, práticas e doutrinas em que têm vindo a elaborar-se definições e teorias.

Verificamos que essa dimensão cognitiva tem abrangido domínios desde a "teologia" à "filosofia", da "antropologia" à "sociologia", da "linguística" à "psicologia", da "ciência política" ao "direito", até uma reflexão sobre as relações entre comunicação e sociedade, com preponderante relevância para a comunicação direta, técnica e social, comunicação linguística, aumentativa e alternativa, produtos tecnológicos de apoio e meios humanos auxiliares e veículos de comunicação especial, em cujos domínios ocorrem reflexões com uma heterogeneidade de importante interesse científico e tecnológico, pedagógico e cultural e de sensibilização pública para o estabelecimento da comunicação multidimensional, pluriétnica e intercultural, em que ninguém se ache vazio de conhecimento e de saber, de intervenção na vida em cidadania, na equidade de direitos e oportunidades, desde que tenha, é claro, potencialidades, competências, capacidades para inteligir e interagir com profundidade em tudo o que somos e em tudo o que nos rodeia.

São, portanto, vertentes educomunicacionais e sociocomunicacionais que nos possibilitam conviver em partilha e materializar desenvolvimento e progresso, na medida em que:

II.8.7.A. **Só comunicando**, seja por que forma possível for, partilhamos saber e conhecimento e nos afirmamos com a justificação crítica dos nossos discursos e ações, estabelecendo intercompreensão em todas as áreas do saber, no geral e em particular.

II.8.7.B. **Só comunicando**, nos podemos sentir e assumir como responsáveis e lúcidos intervenientes na promoção equilibrada da vida humana.

II.8.7.C. **Só comunicando**, criamos e alimentamos alicerces para os estudos comunicacionais especiais, a didática comunicacional e o desenvolvimento sensorial e cognitivo dos cidadãos com as mais diversas tipologias da deficiência ou incapacidades.

II.8.7.D. **Só comunicando**, impulsionamos interesse e empenho científico pelos estudos e estratégias que visam sensibilizar e capacitar as diferentes instituições, organizações e empresas para a adequada comunicação com todos os cidadãos, independentemente das suas dificuldades ou desvantagens sociocomunicacionais e de interação.

II.8.7.E. **Só comunicando**, incentivamos os estudos de gestão funcional e operacional para a inclusão dos diferentes graus de dificuldade comunicacional, criando possibilidades de investigação e aplicações bidirecionais para melhorar o desempenho global nos planos educacional e profissional das escolas regulares/de referência e especiais e das várias instituições, organizações e empresas, públicas e privadas, orientadas para o mercado, para o serviço público ou para as questões da solidariedade social.

II.8.7.F. **Só comunicando**, somos audazes em ideias e no desenvolvimento da dinâmica investigacional decorrente dos contactos e parcerias com os organismos e instituições nacionais e as associações científicas reconhecidas mundialmente no âmbito das nossas preocupações com a implementação dos recursos investigacionais e aplicação dos modelos especiais de comunicação no contexto da educação especial, propósito de singular inovação e criatividade em Portugal, sobretudo no que respeita ao estudo e enquadramento das especificidades comunicacionais na política nacional de educação, habilitação/reabilitação, emprego, inclusão e qualidade de vida das pessoas com deficiência.

II.8.7.G. **Só comunicando**, nos consciencializamos e pugnamos por resultados inovadores e criativos para o bem-estar social de todos os cidadãos e nos impomos como "paraísos" dialogantes que somos na beleza interior de cada um, numa reciprocidade de valores e de dignidade humana que engrandece as pessoas e o mundo.

II.8.7.H. **Só comunicando**, ficamos cientes desse caminho, fecundo de indeléveis "paraísos", e de percorrê-lo, revolucionando e transformando pessoas e instituições, para alcançar um "paraíso" de "paraísos", "paraísos" que naturalmente somos e que mutuamente nos procuramos e nos podemos atrair sem a preponderância da química dos oportunismos ou da sobrevivência egoística que habitualmente se sobrepõe a tudo e a todos.

II.8.7.I. **Só comunicando**, nos conseguimos cultivar nessa modalidade paradisíaca de proficuidade que cada um de nós é, com invioláveis segredos e desafios de força e determinação:

- para mudar e descobrir mais;

- com férteis paisagens de imaginação e realização de propostas para idear e liderar, mobilizar e sensibilizar mais;

- com vales e montes de mensagens, planícies e itinerários de reflexão e ponderação para incluir mais em equidade e qualidade de vida;

- com silêncios e gritos para estimular e investigar, estudar e fomentar mais;

- educar/educando-nos e formar/formando-nos mais;

- inventar e fazer mais para garantir mais a todos os direitos humanos e de cidadania, num permanente ensinar/aprender a aprender a ser mais e a conviver mais nas diferenciações culturais, nas diferenças das diferenças, numa perspetiva multiculturalista e interculturalista mais inclusiva;

- conhecendo e pensando mais o todo global para um agir mais pedagógico-produtivo num qualquer lugar.

II.9. Alguns Exemplos de Cariz mais Pessoal

Contextualizando ainda mais alguns exemplos de cariz pessoal, que podem ser esclarecedores e hipotisar soluções, mudamos o discurso (o que ao longo deste breve ensaio tem vindo a acontecer com regularidade) para a primeira pessoa do singular, de modo a facilitar o que a seguir pretendemos partilhar com o leitor.

Sei muito bem do que estou a falar, porque nasci normovisual, comecei a andar com nove meses, mas, desde que nasci, a fazer as diabruras mais incríveis que possamos imaginar feitas por uma criança traquinas ao mais alto nível. Aos catorze meses sofri um acidente que me deixou privado da modalidade sensorial da visão. Ficaria aqui a escrever durante muito tempo sobre a minha história de vida, desde então. Essa questão ficará para outra altura, muito provavelmente num livro que não me tem sido nada fácil escrever, com sete capítulos, mas cujo primeiro me parece já ter concluído. Preciso de me ir distanciando aos poucos de certas realidades vividas e ganhar a necessária força para as refletir, escrevendo-as.

Mas sempre passo a revelar ao leitor alguma coisa. Por ser fértil em diabruras, mal saía de uma, já estava a entrar noutra, sempre de forma cada vez mais requintada, até que um dia, com catorze meses de idade, puxei o rabo a uma mula, a "ruça", que me desferiu um coice quase fatal, deixando-me cego de ambos os olhos.

A partir de então, o caos reinstalou-se à minha volta, tudo mudou para mim, o meu mundo da vida passou a ter outro espaço e outro colorido.

- Já nada me levava a perder com frequência na herdade da Olhalva, onde nasci, naquele multicolor horizonte alfombrado da predominância do verde e do amarelo;

- Já não espreitava, contemplativo e deliciado, o céu azul através das clareiras dos ramos das frondosas árvores;

- Já não fruía extasiado toda aquela fascinante paisagem, em que também as árvores pareciam sorrir e gargalhar, polvilhadas de cor e de chilreares alegres de uma passarada feliz;

- Já não levava os meus pais a mobilizarem os trabalhadores na herdade para me procurarem quase diariamente, embora, após o acidente, uns meses mais tarde, outras formas de me escapulir e de me esconder me começassem a ocorrer e a solicitar.

Agora impunha-se-me cultivar outra forma de ver o mundo. Era o despertar de outras modalidades sensoriais, que me permitiam agir e interagir numa amplitude sociocomunicacional incomparavelmente diferente, em que o natural entrosamento da audibilidade e hapticidade/tatologia, consubstanciado no exercício e na cultura dos quatro sistemas sensoriais que me restavam, viria a assumir fundamental importância na reorganização, intercompreensão e inteligibilidade de tudo o que sentia e que me rodeava.

Com cerca de dez anos, ouvindo dizer que as pessoas cegas escreviam e liam por meio de pontinhos salientes, tive a oportunidade de inventar o meu próprio sistema tátil de escrita e de leitura. Comecei a tatear as matrículas dos automóveis dos caçadores que afluíam ao Monte da Olhalva (onde nasci) para as caçadas. Consegui memorizar as formas e os nomes de todas as letras e de todos os algarismos, cujas designações me iam sendo dadas pelo meu irmão Manuel, com menos quatro anos do que eu.

Em minha casa havia uma sovela, do género da *percette* de Louis Braille. Foi com ela que principiei a desenhar, de forma ponteada, as letras e algarismos em papel, recortado em estreitas tiras a partir de caixas de papelão, de camisas ou de sapatos, tiras que correspondiam a linhas e que cabiam facilmente na minha mão esquerda, cujo dedo indicador ia acompanhando a perfuração cuidadosa que a mão direita efetuava com a dita sovela.

À medida que ia escrevendo essas linhas (por meio de pontos, sulcados com a sovela num lado da "tira de papel" para aparecerem salientes no verso da mesma), ordenava-as e colava-as numa folha de papel, de tamanho variável, até formar uma página e, assim, sucessivamente aumentando o número de páginas. Foi por este processo que, já com 14 anos, escrevi ao Presidente da Câmara Municipal de Aljustrel, por intercessão do dono da Olhalva (o lavrador Coelho e padrinho de casamento dos meus pais), solicitando ajuda para poder estudar em Lisboa.

Em menos de quatro meses fui admitido e internado no Instituto Branco Rodrigues (conforme o já atrás referido), onde contactei pela primeira vez com o Sistema Braille, aprendendo a escrevê-lo e a lê-lo em pouco mais de uma semana, fazendo, em apenas dois anos, a então 4ª classe e admissão ao liceu, estudando ao mesmo tempo solfejo, piano e violino. E também vim a ser músico e compositor, com trabalhos registados (música e letra), sócio da Sociedade Portuguesa de Autores, desde 29 de dezembro de 1972, e da Associação Portuguesa de Escritores, desde 8 de fevereiro de 1993.

Desde a altura em que comecei a ler e a escrever em braille, a literacia braille mudou a minha vida, passou a representar para mim, por excelência, o vital instrumento para uma mais alargada interação social e cultural, comunicacional e intelectossocial. O braille passou a ser o meu excelso horizonte de permanentes descobertas e de incentivadoras vantagens, possibilitando-me estudar, abraçar entusiasticamente e com indiscutível sucesso uma carreira profissional e um percurso académico e científico intensos, também com atividade e contributo nas diversas áreas do associativismo, rasgando e descobrindo caminhos e novos mundos, e podendo aceder a todos os domínios do conhecimento, e chegando ao cimo de duas carreiras: a carreira técnica superior, chegando ao topo como técnico superior assessor principal de bibliotecas e documentação, na Câmara Municipal de Lisboa, e a carreira académica e científica, chegando ao topo como professor catedrático agregado e investigador, na Escola de Comunicação, Arquitetura, Artes e Tecnologias da Informação da Universidade Lusófona de Humanidades e Tecnologias, com uma já vasta obra publicada.

E depois desta minha breve informação biobibliográfica (já anotada em capítulos de outros livros), um curto excerto da minha história de vida, passando por variadas etapas inclusivas, convém refletir, ainda que sucintamente, o conceito de inclusão.

Falar de inclusão, antes de tudo, é ter presente uma doutrina, uma filosofia ou um postulado sensorial e sociocognitivo, relacional e interativo, pedagógico, sociocomunicacional e cultural, que muito se deseja e que tem de cultivar-se, essencialmente com um olhar e desempenho que seja pedagogicamente socializante e universalizante sobre todo o ser humano (no seu relacionar-se e interagir), promovendo a aceitação mútua entre a pessoa com deficiência e a pessoa escorreita, que é um domínio em que se dá a generalização do conhecimento das diferenças próprias de cada pessoa com problemas e o saber interagir com essas diferenças.

Entendemos essas diferenças (sejam elas diferenças de natureza social, étnica e cultural, ou resultantes de características físicas, sensoriais, cognitivas, neuromotoras, psíquicas, intelectuais e outras), sempre numa perspetiva que vise o natural bem-estar da pessoa com problemas na sua participação na família e na comunidade, na escola, na sociedade e na vida em geral, podendo ser compensada, se necessário e consoante as suas necessidades, com os adequados apoios educativos e formativos, ajustados imperativos institucionais estes que também a têm de acompanhar, se for preciso, no desempenho da sua atividade profissional e no viver com qualidade de vida, sendo esta a forma de vencer em si mesma e na consciência dos outros os efeitos infundados e negativos da tipologia das suas dificuldades, incapacidade ou incapacidades.

Mas cuidado! É que, falar de inclusão, é aludir implicitamente à marginalização. É ter presente ou utilizar uma palavra ou um conceito que agrava, que promove o sentimento de exclusão, em vez de, naturalmente, fomentar o espírito de inclusão.

É que o peso do conceito inclusão acentua o impacto do valor informativo que o vocábulo comporta e que caracteriza a pessoa ou pessoas com uma qualquer tipologia de deficiência.

O termo inclusão implica estabelecer claramente um processo cujo itinerário tem de ser de banda muito larga, em que a abrangência e a amplitude do horizonte cognitivo e sociocognitivo se torne acessível a todos os cidadãos com deficiência desde o berço. No caso, estamos a centrar a nossa intervenção na pessoa cega, à qual lhe falta a modalidade sensorial mais absorvente de todas, que é a visão.

Para que este itinerário cumpra a eficiência e a eficácia desejáveis, pensamos que a substância cognitiva deverá incorporar uma simbiose de natureza e representação algébrica polinomial, em que esse polinómio deve aglutinar, de forma indissociável, a educomunicação, a pedagogia, a cultura, a sensibilidade e a capacidade e competência para sensibilizar todos os interlocutores à nossa volta para as diferenças e para a importância da sua inter-relação no sentido da humanização do mundo em que todos nos encontramos e que todos temos da ajudar a ser mais acolhedor de todos, a ser mais o resultado da dignidade humana, a ser mais sólido e promissor na sobreposição da saudável cidadania, da solidariedade e da partilha aos egoísmos e aos fundamentalismos.

É que, de facto, citando Augusto Cury (psiquiatra e

professor, pensador e escritor brasileiro) e ampliando o que sustenta nesta citação, *«A igualdade nasce não porque todos somos iguais, mas porque usamos as nossas diferenças para suprir as necessidades uns dos outros e para promover a harmonia e a solidariedade»*, acrescentando nós o direito à participação social em plena cidadania e a partilha, a gratidão e a consequente abundância.

É uma perspetiva humanizante da vida, a iniciar-se no berço. Para humanizarmos a vida, temos de ser capazes de conciliar, enérgica e entusiasticamente, todas estas sinergias (endógenas e exógenas), valorizando, eticizando e solidarizando-nos na invenção e partilha de metodologias estratégicas e humanas interventivas para nos humanizarmos cada vez mais e humanizarmos cada vez mais a vida, amando e fazendo amar.

Amar e fazer amar é humanizar a vida desde o nascimento e, assumindo de maneira indómita e interventiva esta prerrogativa, seremos mais felizes e teremos mais prazer no existir, assim incendiando o nosso ambiente e o mundo com o fogo deste propósito e convicção.

Ainda em relação à inclusão, também temos a certeza de que ela só passará a existir

- Quando deixarmos, naturalmente, de lhe fazer alusão.

- Quando perdermos o hábito de recorrer ao vocábulo inclusão com o peso significacional que ainda tem.

- Quando esquecermos o conceito e o contexto atual

da sua utilização e aplicação.

- Quando formos capazes de olhar para um bebé cego, para uma pessoa cega, ou para uma pessoa com uma deficiência qualquer com a mesma naturalidade com que olhamos para uma pessoa escorreita.

Às vezes há como que o exercício de uma espécie de tolerância no relacionamento e interação com as crianças cegas, com as pessoas cegas (e também com outras deficiências). Mas essa tolerância é doentia e altamente incentivadora ao espírito de exclusão. E isso acontece porque predomina mais a caridade ("toma e chega para lá"), em vez do amor a rechear a caridade...

Se, num contexto *bobhopeano*, não tivermos caridade no coração, sofremos «*a pior das doenças cardíacas*». Sabemos que sim.

Mas também sabemos que, na perspectiva de Chesterton (1874-1936), «*A caridade feita a quem a merece não é caridade, mas sim justiça. São os que não a merecem os que necessitam da caridade*». A caridade deve ser acompanhada pelo amor e impregnada de amor, amor com caridade e caridade com amor, razão por que Dalailama defende que o «*importante é praticar a caridade e o amor*».

É que falta, muitas vezes, o amor, aquela competência pessoal e social imprescindível ao entendimento e à intercompreensão entre todos os homens, entre todos os povos do mundo, aquela competência humana que, infelizmente, parece não estar sempre no coração e na razão de toda a gente, aquela competência viva que abraça a nossa dinâmica simbiose polinomial que temos vindo a apresentar e a sustentar há já algum tempo, sobrepondo à tolerância a aceitação mútua. Parece não haver dúvidas de que o amor é a mais digna competência do ser humano. *«O amor é uma luz que não deixa escurecer a vida»* (Camilo Castelo Branco, 1825-1890).

Se as sinergias sociais, institucionais e sociopolíticas a envolver neste tipo de problemáticas quiserem vencer neste processo, todos ganharemos a *"batalha"*. Só temos todos de ser capazes de vencer, e de vencer.

«Sofrer, é só uma vez; vencer, é para a eternidade.»

(Kierkegaard, 1813-1855).

Sem pretendermos ser redundantes, mas tanto quanto possível mais explícitos no esclarecimento e aprofundamento da temática deste breve ensaio, temos de estar conscientes de que a criança cega congénita ou a que adquire precocemente cegueira, tem de ter acesso igualmente a tudo aquilo a que a criança normovisual acede. E temos de ser capazes de atuar sempre nesse sentido, custe o que custar, acessibilizando tudo o que nos for possível às crianças cegas, de modo a que conheçam desde o berço tudo aquilo que as rodeia, utilizando o tato, a audição e a multissensorialidade que as formos ajudando a adquirir, a treinar e a desenvolver numa perspetiva coevolutiva.

À medida que a criança cega cresce, ela começa a verbalizar e a saber designar as coisas pelos seus nomes. Ao mesmo tempo, deve ser incentivada e encorajada a aprender a organizar o caos à sua volta, a explorar o mundo à sua volta, sendo-lhe dadas todas as informações e condições de acessibilidade e usabilidade que o seu interesse e a sua curiosidade lhe forem suscitando.

A mãe ou o pai (preferencialmente os dois), tem, normalmente, um papel preponderante neste processo de enriquecimento da sua utensilagem mental, proporcionando-lhe conhecimentos, tanto quanto possível em equidade de direitos e igualdade de oportunidades com a criança normovisual.

A mãe, ou o pai, parece ser mais habitual a mãe, transmite-lhe informações com o seu cheiro quando se aproxima dela, com a sua voz quando lhe fala, quando lhe fala a sorrir ou quando lhe fala zangada, quando lhe fala nos diferentes estados de alma, quando emite sons em sorrisos, quando canta para ela, quando a abraça, envolvendo-a carinhosamente nesse abraço, quando a informa sobre qualquer coisa, num qualquer sítio ou contexto com o qual possa relacionar-se e interagir, seja no seu berço, no seu quarto de dormir, seja na casa de banho, na sala de estar, na cozinha, no *hall* de entrada da casa..., levando-a a adquirir e a exercitar a capacidade e competência sensório-percetual, sensoriocognitiva, tiflopercepcional, ampliando-lhe cada vez mais a suplência multissensorial, suscitando-lhe e estimulando-lhe a curiosidade para a identificação de objetos, de texturas variadas, da máxima diversidade de seres vivos, de rostos humanos e cabelos diferentes, de vozes e odores femininos e masculinos, de corpos diferentes, femininos e masculinos, começando também a mostrar-lhe caracteres em braille e no formato comum, ajudando-a a juntar letras, a soletrar e a formar curtas palavras e frases...

A criança cega deve ser estimulada a sentir e a examinar o seu próprio corpo, sendo ensinada a identificar pelos nomes todos os pontos do seu corpo e prevenindo-a a propósito das diferenças que o corpo apresenta quando se trata de um menino ou de uma menina. A questão do acesso efetivo a esses pormenores é indispensável.

Aos poucos, a questão do denominado pudor, que é o armazém dos tabus e do culto da ignorância intelectual, com certeza que irá perdendo lugar e significado normativo à semelhança do olhar.

As pessoas normovisuais podem olhar para tudo o que se vê. Então, as pessoas cegas também deverão poder tocar em tudo o que se vê. É uma questão cultural que se vai diluindo aos poucos na naturalidade observacional, no relacionamento e interação da generalidade dos cidadãos na sociedade. Mas o tato vai levar muito tempo a ser naturalmente encarado para a observação física e da indumentária das pessoas em igualdade de oportunidades como o olhar.

A questão da literacia (das diferentes e inclusivas literacias) é igualmente fundamental, por razões óbvias, para a criança cega, ou para a pessoa cega. A criança cega, ou a pessoa cega, é regularmente punida com a supressão de conhecimentos, devido à ausência da visão, por uma questão de condutas culturais instituídas, às vezes mais formadas na cabeça das pessoas adultas surpreendentemente impreparadas para, num determinado momento de exigência de satisfação da curiosidade da criança cega, se comportarem com o adequado sentido pedagógico, e interagirem com a criança e esclarecê-la sem fantasmas e sem condicionar ou ferir o seu imaginário.

A criança cega tem é que conhecer tudo aquilo que a criança normovisual conhece. A criança cega não pode ver o céu ou um arco-íris, então recorre-se aos diferentes processos comunicacionais, sociocomunicacionais e sociocognitivos alternativos para lhe proporcionar esse conhecimento (mediante a idealização e produção de réplicas audiotácteis para o efeito) e, ao mesmo tempo, prazer de existir, reportando-nos de novo a João dos Santos (Duarte & Cruz, 1994), que também dizia que a educação de uma criança é obra de toda a comunidade. Mas as comunidades não estão preparadas para essa dádiva. Têm de ser sensibilizadas e ensinadas, preparadas. E isso é de facto uma tarefa de mãe e de pai, ou de quem, por qualquer razão, tiver essa incumbência, um privilégio humano que deve nascer com o bebé.

Às vezes nascemos no seio de imensos fantasmas, crescemos com imensos fantasmas, e até morremos com imensos fantasmas, sem que nunca ninguém nos tenha consciencializado disso e procurado ajudar-nos a exterminá-los. Não são apenas as pessoas com deficiência que têm de se expor frequentemente num propósito de demonstração das suas competências perante a sociedade. Por exemplo, dizendo: eu também faço bem o que tu fazes. Posso desempenhar bem as funções que tu desempenhas. Outras vezes, mercê de certas habilidades e competências, até melhor ainda. Deixem-me fazer para verem como é verdade o que digo. As comunidades, a sociedade, é que tem de ser sensibilizada e preparada para a questão da integração e da consequente inclusão. A sociedade é que tem necessidades especiais, que devem ser investigadas e resolvidas para integrar em si todos os seus membros, independentemente das suas dificuldades ou desvantagens. Se a sociedade é de todos, ela tem de estar acessível a todos, sendo naturalmente inclusiva.

Aqui temos mais uma expressão algébrica polinomial a desenvolver, o conjunto que deve ser indissociável formado por

"Família + Comunidade + Escola + Sociedade + Estado".

É um trabalho que urge implementar, começando obrigatoriamente na família, conscientizando as sociedades civil e sociopolítica.

II.9.1. Algumas sugestões orientadoras para a intervenção precoce no desenvolvimento biopsicossocial e autonómico, independência e autoconfiança de crianças com disfunção visual

Na vida, costumamos agir muito em função de teorias e de práticas. No caso, pensamos em teorias e práticas inclusivas que possam ser usadas em intervenção precoce na infância, com enfoque nas crianças com disfunção visual. As teorias da vida constituem as experienciadas vivências e convivências, bem como as fundamentadas reflexões práxicas e teórico/empíricas que, comprovadamente, testamos ou hipotisamos como inequívocas.

Como já atrás ficou esbatido, a criança cega ou com baixa visão deve, desde o berço, começar a ser devidamente estimulada nos seus interesses, relacionamento e interação com os pais, com o seu próprio corpo, com tudo o que a rodeia no berço, cheiros, texturas e sons, sejam brinquedos, animais domésticos (normalmente cão e gato) outras pessoas, os mais variados objetos e conteúdos, contextos e situações, numa cuidadosa e ajustada diversidade e equidade com as crianças normovisuais.

Seguindo de muito perto o investigado e publicado por Sylas Maciel (1997), pela inquestionável e singular importância teórica e prática que reconhecemos na sua fundamentada e aprofundada investigação, também ele com deficiência visual, no que respeita à orientação de pais de crianças cegas, com especial enfoque na educação pré-escolar, para saberem lidar com os seus filhos privados da modalidade sensorial da visão, também passamos a enunciar e a apresentar algumas sugestões educomunicacionais teórico-práticas, em que o relacionamento e a interação, as coisas diversas e os brinquedos, os animais domésticos, representam particular relevância no desenvolvimento da criança cega.

O bebé que nasce cego ou a criança que adquire cegueira em tenra idade, uma ou outra tem de ser devidamente acompanhada pelos pais, pela mãe ou pelo pai, com a necessária preparação e sensibilidade para educar o filho com o carinho, o amor e o adequado saber no seu desenvolvimento biopsicossocial e humano e procurando seguir um processo em etapas tifloinclusivas sucessivas e consolidadas.

O bebé cego, e sem nenhuma outra desvantagem adicional, deverá ser, já no final do seu primeiro ano de vida, capaz de: sentar-se sozinha e assim permanecer durante algum tempo sem apoio; pôr-se de pé, baixar-se, tornar a sentar-se; imitar sons, os mais diversos, mesmo ladridos, o miar, o coachar, o carcarejar, o zurrar, o rinchar; pegar, de mãozinha segura, numa chávena ou num copo com água ou com leite e beber essa água ou esse leite; fazer gestos com as mãos, com a cabeça, com o rosto, com o corpo, gracinhas, naturalmente, mas não a deixar exercitar ou incorporar nos seus movimentos estereótipos característicos de quem não vê os movimentos e os gestos dos seus semelhantes normovisuais, corrigindo-se-lhe, se for o caso, a estética ocular e as caretas estranhas que possam ser feitas sem haver consciência disso; entregar ao pai ou à mãe algo que tiver nas mãos, que lhe seja pedido, a cháuena ou o copo, o brinquedo, a chucha...

· Evitar que o bebé fique muito tempo numa determinada posição, seja em que lugar for, no berço (só se estiver a dormir), no carrinho, na alcofa, no ovo (habitualmente só nos automóveis), num qualquer espaço. Deve incentivar-se o bebé cego a gatinhar, iniciativa que toma normalmente por si quando se sente sem a companhia de ninguém ou quando solicitado a isso, previamente posicionado de cúbito ventral e ajudado a usar as mãos e os joelhos para impulsionar o corpo a movimentar-se numa qualquer direção. A demasiada quietude do bebé cego, se não for vigiada e evitada a tempo, poderá vir a trazer-lhe problemas de mobilidade e orientação graves.

• Para a criança começar a caminhar, recomenda-se que a mesma seja colocada entre duas pessoas, separadas por um curto espaço, fazendo-a, alternadamente, atirar-se dos braços de uma pessoa para os da outra, e devendo essas pessoas, gradualmente, ir aumentando o espaço entre si, mas sem que a criança se aperceba disso.

• Deve-se ensiná-la a trincar e a comer bolachas, biscoitos, torradas, fruta, pela sua própria mãozinha, e, sempre que se associe algo para beber, colocar-lhe a mãozinha junto ao copo ou qualquer outro tipo de recipiente que contenha a água, o leite ou o sumo para beber.

• Devem fazer-se ruídos, produzir sons com a voz para que o bebé os ouça e os procure imitar.

• Quando se veste ou muda a roupinha a um bebé cego, deve-se estimulá-lo a cooperar nessa tarefa, estendendo-lhe os bracinhos e perninhas na direção dessas roupinhas, mencionando o nome das partes do corpo que está a vestir e os nomes das peças de vestuário e respetivas cores que está a utilizar.

• Quanto aos brinquedos, deve-se-lhe colocar na mão caixinhas de música, sinos com ou sem cabo de maneira a que a criança os possa agarrar e abanar para ouvir o som, interessando que esses sons vão variando, brinquedos de borracha, objetos que produzam sons agradáveis, outros com sons agrestes ou desagradáveis ao ouvido, guizos cobertos de lã ou algodão, fazê-la interagir com esses brinquedos, sentá-la ou colocá-la em cadeirinhas diversas, colocando-a em andarilhos com rodas e envolventes da criança, de modo a que ela se mantenha de pé e não caia (por exemplo as denominadas "aranhas"), baloiços de corda, cavalinho de madeira para baloiçar, colher e caneca de metal, latinhas e caixinhas de papelão, com tampa e sem tampa e da mais diversa espécie, objetos similares entre si no tamanho e na textura, botões grandes e pequenos, casas grandes e pequenas dos botões, começando-se a ensiná-la a abotoá-los e a desabotoá-los, miniaturas, réplicas (quando possível) de tudo o que se possa ver à sua volta.

Como cada pessoa tem o seu próprio ritmo de ensino/aprendizagem, também a evolução de todas estas indicações pode variar muito de criança para criança.

Sucessivamente, e já no segundo ano de vida, a criança cega deverá, sem nenhum problema, ser capaz de:

- Identificar bem objetos mais familiares e ir buscá-los, usando um qualquer recipiente para o seu transporte de um lugar para o outro;

- Segurar bem na mãozinha uma chávena ou um copo, com ou sem líquido, que retira de cima da mesa à sua altura ou de outro local qualquer e tornar a colocá-lo em segurança na mesma mesa, ou onde for necessário;

- Comer com uma colher ou com faca e garfo à medida das suas mãozinhas, consoante as necessidades, sabendo usar o talher para pratos de peixe e para pratos de carne;

- Andar, livremente, por todo o lugar, inclusive subindo e descendo escadas;

- Indicar por intermédio de gestos ou de palavras certas necessidades ou desejos;

- Nomear os objetos mais familiares;

- Pronunciar, organizadamente, frases curtas para se fazer entender;

- Sentir e manifestar prazer afetivoemocional, sociocomunicacional e cognitivo na relação e interação com outras crianças, ainda que, de algum modo, limitada nessas possíveis brincadeiras.

A criança cega, ao fim dos dois anos de idade, já tem de ser capaz de comer sozinha, segurando sem dificuldades a colher ou o talher (nos tamanhos e dimensões apropriados e semelhantes aos usados pelas crianças que veem), ainda que, a princípio, com uma disfarçada e delicada ajuda se lhe apoie o bracinho ou a mãozinha.

· Os pais não podem sentir-se incomodados ou contristados com o facto da criança cega, a princípio, espalhar comida para fora do prato, por cima da mesa... Só a compreensiva aceitação dessa eventualidade trará, mais tarde, a necessária recompensa emocional, cognitiva e de autoconfiança para a própria criança, para os pais e para a comunidade envolvente, num contexto inclusivo, devido à possibilidade da criança vir a adquirir a normal habituação a fazer as coisas e a comportar-se em analogia com os seus pares normovisuais.

· Os pais, com uma permanente atenção, têm de praticar e incutir no seu filho ou filha com disfunção visual, desde o berço, hábitos de higiene e do seu consequente conforto e bem-estar, treinando a criança no alívio das suas necessidades fisiológicas e no saber lavar-se, limpar-se, higienizar-se, sendo devidamente familiarizada aos poucos com os espaços em que se movimenta (acautelando-lhe a ajustada acessibilidade e usabilidade, incluindo WCs com os objetos de toilette apropriados), ganhando, progressivamente, as habilidades suplementares certas para a sua autonomia e independência, autoconceito e auto-estima, auto-imagem e autoconfiança, sendo incentivada a interiorizar amor próprio no sentido de se esforçar para cooperar no seu desenvolvimento e do consequente bem-estar à sua volta, nunca deixando instalar a sensação de culpabilidade em fragilidades ou fracassos devido à sua desvantagem sensorial.

· A criança cega tem de ser habituada e a consciencializar-se sobre os conceitos de dia em relação à noite, da noite em relação ao dia, a vida ativa ao sol, à chuva, ao calor, ao frio, sob a luz solar ou artificial (associando sempre os nomes das cores, o conceito de cor), e o descanso, sobretudo à noite, quando é necessário dormir as horas necessárias de sono, no escuro ou sob uma luz de presença fruste, que não incomode... A criança cega tem de conhecer bem a roupinha (quais os nomes dos diferentes tecidos e cores) que usa durante o dia, e em ocasiões especiais, e aquela que veste à noite, para dormir. A criança cega tem de ser habituada, o mais possível, desde o berço, a lidar com as mesmas realidades que a criança normovisual.

· Com dois para três anos de idade, a criança já se veste e muda de roupa, sabe ir à casa de banho ou pedir para lá ir, lava o rosto, lava-se e enxuga-se. Já deverá ter contacto com jogos, os lúdico pedagógicos adequados que, de modo inovador, todos os dias vêm surgindo, os legos – também com as peças de lego em que as bolinhas de encaixe são caracteres braille, recentemente criadas e a comercializar pela Lego, conforme a ideia do Braille Bricks desenvolvida pela Lew'Lara\TBWA (http://www.braillebricks.com.br/) -, os baralhos de cartas, jogos simples de cartas... – conhecer, por exemplo, também as "cartas EKUI" (https://ekui.pt/), que juntam braille, língua gestual, grafia e alfabeto fonético internacional, a "Junta Fonética, Braille, Língua Gestual e Alfabeto num Baralho de Cartas Inovador", projeto "EKUIzar para Mudar o Mundo!", segundo a metodologia de alfabitização inclusiva EKUI, a única em Portugal e no mundo, e que teve o Prémio "Maria José Nogueira Pinto" em 2018 -; saber formar com os legos figuras simples, poder mexer em argila, plasticina e outros produtos moldáveis, e fazer com eles as mais diversas figuras; deverá ter miniaturas/réplicas para brincar, como comboios (com locomotiva e carruagens ligadas umas às outras e desligadas), pranchas com a simulação de caminhos-de-ferro, carrinhos diversos, camiões, tratores, avionetas, helicópteros e outros aviões, bolas grandes e pequenas, pastas e carteiras várias, malas de senhora, pianos (vertical e de cauda), violinos, violoncelos e respetivos arcos, violas, xilofone, flautas, tambor, brinquedos para menina e para menino, tudo o que for possível para familiarizar a criança com a máxima variedade de brinquedos, de réplicas e de espaços, saber escutar e entender o que se lhe diz; quando não entende, perguntar o que lhe queriam dizer, ou simplesmente dizer que não percebeu, saber ouvir uma estória simples e questionar sobre a mesma, saber selecionar e organizar as unidades linguísticas e usá-las, incluindo os diferentes pronomes, para se exprimir corretamente.

A criança cega, com três anos de idade, normalmente já está no tempo ideal para se iniciar na rotina em tarefas, as mais diversas, ir buscar os brinquedos ou outros objetos que pretende, encontrá-los nos sítios certos ou onde está habituada, começar a ter a exata noção da ordem das coisas e a ordená-las à sua maneira para as localizar facilmente; saber contar pelo menos até dez ou vinte, ou mais; saber identificar (e até produzir, por exemplo em plasticina) um número razoável de figuras geométricas em relevo (ou de qualquer outro tipo de configuração); ajudar em casa nas variadas tarefas domésticas pequenas, trazer as compras mais leves e pequenas para casa e arrumá-las na despensa ou no frigorífico, conforme o critério ou necessidade para serem consumidas; tomar conta de informações breves ou de pequenos recados do pai para a mãe ou ao contrário, dos vizinhos ou de alguém para os pais e vice-versa; pôr a mesa ou colaborar na colocação da toalha, dos guardanapos, copos, pratos e talheres na mesa, lavar sempre as mãos na casa de banho antes da realização destas tarefas e antes de se sentar à mesa, ter a postura correta à mesa (os pais têm de estar preparados para o ajudarem na posturologia mais aconselhada); saber ouvir e contar a alguém uma pequena história sobre qualquer coisa, sobre pessoas, animais, plantas...

Quando a criança cega chega aos quatro anos de idade (e desde que não tenha outros problemas adicionais condicionantes), neste nível etário já deverá ser capaz de ir à despensa ou ao frigorífico, ao quarto ou a outro qualquer lugar da sua casa buscar o que desejar ou o que o pai ou a mãe lhe pedir, correr em espaços abertos e sem perigo para a sua integridade física, subir e descer escadas à vontade, saltar em ambos os pés no desejável equilíbrio, jogar à bola com o pai ou com a mãe, ou com os dois, numa sala preparada para esse efeito, mesmo acusticamente, usando uma bola sonorizada (ou com guizo), ir levar um recado a casa de um vizinho no prédio, ou na vivenda ao lado, e voltar, ir à rua e voltar, mas desde que estejam garantidas todas as condições para a sua segurança, e estando sempre bem ciente de que não pode atravessar a rua sozinha. Os pais deverão aumentar as idas com ela a atividades recreativas variadas nos Jardins de Infância, deixando-a brincar com as outras crianças, familiarizando-a com os diferentes objetos de entretenimento espaços do jardim, os baloiços, a relva, a areia, os obstáculos que lá possam existir... O ideal será a criança cega já ter perfeito conhecimento e hábitos de Jardins de Infância desde os dois ou três anos, sendo esses jardins de infância estabelecimentos de ensino/aprendizagem pré-escolar verdadeiramente inclusivos em todas as suas iniciativas ludicoeducativas e de desenvolvimento sociocognitivo, com enfoque na sua motricidade, em especial na motricidade fina, orientação e mobilidade, autonomia e independência, aprender a nadar em piscinas apropriadas, começando a lidar com as vantagens da utilização da bengala branca ou verde, como extensão da sua tactilidade. É uma questão que, havendo essa hipótese, os pais não devem negligenciar, antes providenciar, no tempo certo, a entrada da criança para um Jardim de Infância pedagogicamente inclusivo.

Uma vez chegada aos cinco anos de idade, a criança cega já deverá ser autónoma e independente, saber ler e escrever braille (saber também, se possível, manuscrever em tinta (com um lápis ou uma esferográfica) os caracteres comuns, usando para tal os apetrechos apropriados), fazer contas e resolver alguns problemas de ordem aritmética, usando para o efeito equipamentos tiflotécnicos apropriados, tocar um instrumento musical do seu gosto (os instrumentos de cordas, como a guitarra ou outros do género, endurecem a sensibilidade tátil, o que pode prejudicar a velocidade e fluência na leitura com os dedos), cantar, dramatizar canções e histórias, escorregar e pular só num pé, alternadamente. Com esta idade, a criança também deverá fazer trabalhos manuais completos, porque esse desempenho dá-lhe estabilidade emocional e permite-lhe distribuir mais organizadamente as suas energias, aperfeiçoar o seu equilíbrio neuromotor e o seu carácter, constatando sucesso nas suas realizações, inclusive oferecendo trabalhos seus, como presentes, o que a leva a cultivar e a ganhar a indispensável confiança em si própria, sentindo prazer nas suas concretizações e no apreço das mesmas pelos familiares e pela comunidade de pertença.

Com seis anos de idade, a criança cega já deverá saber andar de patins, de bicicleta, jogar dominó, damas, xadrez... para ampliar e aprofundar a sua utensilagem mental. Conhecer bem as técnicas de locomoção mediante o uso da bengala, ir para a escola ou para outro lugar próximo sem dificuldade, interessar-se pela vida diária e pelos acontecimentos e pelo cumprimento dos trabalhos escolares quotidianos. Como a idade dos porquês ainda continua, deverá questionar tudo e todos, por exemplo sobre o sentido das palavras e das coisas em geral, contar uma história com o máximo de pormenores, ajustar-se às condutas regulamentares na escola e na sociedade. Deverá saber exercitar e utilizar a sua multissensorialidade nas diversas atividades em cada dia, designadamente na educação física, beneficiando de um professor de educação física devidamente preparado para lidar com crianças com disfunção visual.

A criança cega, aos sete, aos oito, aos nove, aos dez anos de idade, e nos anos sucessivos, vai alargando e aprofundando as suas capacidades e competências, nos mais variados domínios e níveis, aperfeiçoando e consolidando cada vez mais a sua suplência multissensorial e cognitiva no relacionar-se e interagir em autonomia, independência e sociocomunicabilidade. Basta que tenha tido a sorte de nascer no seio de uma família incansável no seu processo educomunicativo e cultural e que, desde os dois ou três anos, tenha entrado num Jardim de Infância plenamente inclusivo e prosseguido as suas sucessivas etapas escolares no êxito da escola inclusiva e dos indispensáveis materiais audiotáteis e de leitura para a sua consolidada formação pessoal e humana, também no prazer solidário de existir e na humanização da vida. Nesta sequência, também sustento que sempre gostei, num exultante júbilo coevolutivo, de viajar e de me encontrar, com humildade, na complexidade das coisas, na reificação simbólica em que a lógica do "interacionismo" nos vai acordando e a perspetiva durkheimiana nos vai despertando. «*A grandeza humana está na humildade e gratuidade, na generosidade e simplicidade do ser e no fazer acontecer, mesmo silenciosamente mordendo emoções nos seus diferentes graus de dureza e complexidade.*» (Guerreiro, 2017i: Pensamento nº 27). É uma fértil caminhada que nos deve atrair a todos, abraçar-nos e incentivar-nos à promoção da dignidade humana, maravilhando as descobertas e a inovação holística da sustentabilidade inclusiva, no sublime equacionamento da diversidade humana em equidade humana, numa *"eutopia"* (Anselmo Borges, 2016) possível, desde que os fundamentalismos adormeçam e o sono da mútua aceitação, da paz e da justiça social a ela os converta, amanhecendo-nos a todos numa sociedade livre e justa, *"felicitante"* (Anselmo Borges, 2016) e de bem-estar para todos. A vida e a teoria, que caminham de mãos dadas, constituem a natural e vital coevolução (reportando este conceito ao pensador sistémico e epistemólogo da comunicação Bateson, 1904-1980) das sociedades, do mundo global e cosmopolita, em que cada um de nós contribui para esse processo, mais ou menos significativamente, com a própria experiência das coisas e nas coisas, vivendo-as e convivendo com elas, e com a justificação crítica dos discursos e ações nesse *"mundo da vida"* (espaço comunicacional cuja expressão fenomenológica se deve a Husserl, 1859-1938), que é cada vez mais amplo e profundo na sua mundovisão e cosmovisão, simultânea e implicitamente na sua reticularidade epistémica e cibernética na economia infocomunicacional e sociocomunicativa, no tempo e no espaço físico da comunicação, na sua mais alargada e efetiva concepção.

Há que formar famílias, comunidades, escolas, para que o próprio Estado e a sociedade civil se corresponsabilizem sem comiserações na prossecução e instauração deste novo paradigma de natural equidade de direitos à participação social das pessoas cegas e das outras pessoas com outros tipos de deficiência.

II.9.2. Colocando-me na problemática

Como ceguei muito cedo, como que a curiosidade e o desejo de tudo conhecer e saber teria aumentado em mim de modo imparável e sem medida. Eu era e sou uma espécie daquele personagem de Mia Couto, evocado num personagem cego do seu livro Histórias Abensonhadas:

«*O cego curioso queria saber de tudo. [...] O sempre lhe era pouco e o tudo insuficiente.*»

(Couto, 1997).

Eu era assim, ainda hoje continuo a ser assim. A minha multissensorialidade e perceptibilidade está em permanente evolução porque me comporto como um *megapuzzle* que nunca será possível estar concluído. Como todos nós, aliás.

Quando criança, eu tinha uma necessidade tão premente de saber que, imaginem, até vos vou relatar pela primeira vez algo de aparentemente caricato, ridículo até para algumas pessoas. Tenho impressão de que já toquei em quase tudo aquilo em que se pode mexer. Já apalpei brasas, com cuidado, claro, estou a falar daquelas brasas que o lume efetivo produz. Bem, as outras brasas, aquelas em que certamente estão a pensar, naturalmente que também, até porque são todas diferentes umas das outras também e eu, desde muito cedo, sempre tive uma enorme curiosidade em conhecer essas diferenças. Eu tateava tudo e, se pudesse, provava também tudo. Eu mexia em petróleo e provava o petróleo às escondidas, no outro dia só arrotava a petróleo. Uma vez até provei o álcool que se usava para acender os fogões a petróleo antigos. Não gostei nada daquilo. Nunca mais voltei a provar aquele álcool.

Teria eu à volta de uns dois anos, já havia tido o acidente, portanto, ocasionalmente as circunstâncias permitiram-me observar o seguinte: e tenho isso bem presente. As necessidades fisiológicas faziam-se no campo, não havia sanitários nem casas de banho. Eu andava a brincar com um amigo meu, da mesma idade, e ele apeteceu-lhe evacuar ali mesmo. Na minha terra e em alentejano, sou alentejano, evacuar diz-se de outra maneira, claro que não vou dizer agora, mas sei que já estão a inteligir o vernáculo. Imaginem o tipo de curiosidade que me assaltou. No momento em que o meu amigo cumpria a expulsão do que tinha a mais nos intestinos, estiquei a minha mãozinha direita para o sítio estratégico onde deveria aterrar o dejeto estranho.

Tenho presente no meu ouvido, no meu nariz e na minha mão, um ruidozito frouxo e sibilante, seguido de uma espécie de sopro na palma da minha mão, exalando um aroma para o lado do nauseabundo, imediatamente seguido do avolumar de uma espécie de maça cada vez mais pesada, viscosa e quente, a cair na minha mão. Como não podia olhar para o meu amigo que resolvera defecar ali mesmo, eu só quis saber como é que o meu amigo esvaziava o seu esfíncter, se era como eu, ou se era de maneira diferente.

Bom, este acontecimento é um exemplo vivo do muito que pode conseguir-se com tenacidade, persistência, boa vontade e uma irresistível curiosidade, cuja satisfação informacional não pode faltar à criança cega. Se as crianças normovisuais podem olhar para tudo, então, a criança cega também poderá olhar à sua maneira para tudo.

Bem, agora vejamos: como é que a questão da conceptulização, da abstração, se resolve na ausência da visão? Tem que ser por processos muito naturais, deste género. Temos que desenvolver competências para acessibilizar tudo o que se vê a quem não vê. E essa naturalidade está na sensibilidade e na cultura de todos os cidadãos, na aceitação mútua, por parte das pessoas com deficiência e das pessoas escorreitas, aceitação mútua das dificuldades sociocomunicacionais e de complexidades ao nível das desvantagens, inclusive sociocognitivas, do efetivo relacionamento e interação. E tem que se possuir uma sensibilidade grande, uma generosidade grande, um saber grande, um querer grande para a generalização e aceitação do conceito de inclusão, tal como convém ser entendido.

Temos que ser capazes de, sempre que necessário e oportuno, nunca deixar escapar nada por esclarecer e pormenorizar a uma criança cega, a forma, a cor, o grande, médio e pequeno, o lavado, o sujo, o bonito, o feio, o que é isso de um menino bonito, uma menina bonita, o que é isso de uma mulher bonita ou feia, um homem bonito ou feio, o atraente, o repugnante, o céu plúmbeo, o céu azul, as nuvens negras, as nuvens brancas, o arco-íris, as estrelas, a lua (as quatro fases da lua), a lua azul, que até pode ser amarela (que é a segunda lua cheia no mesmo mês e que só acontece de dois em dois anos), a lua vermelha (eclipse total da lua, fenómeno ocorrido no dia 27 de julho de 2018 e que só voltará a repetir-se daqui por 100 anos),os eclipses lunar e solar (total e parcial), os planetas, cometas, os rios, o mar, o mar alto, as ondas do mar alto, as ondas do cabelo, as ondas de manifestação espetacular ou de aplauso de pessoas numa determinada assistência, estar numa boa onda ou má onda, os apupos, as planícies e os planaltos, o sopé e a encosta de uma serra, uma serra e uma cordilheira, o Monte Evereste, os oceanos, os mares, os lagos, os peixes, as cavernas, os vulcões, as crateras, as florestas, os animais, as estações do ano, as paisagens que nos deliciam (e porquê?), os horizontes naturais infindos, os aviões, os barcos, os submarinos, seja o que for... seja mesmo o que for!

Quando uma criança cega ou um adolescente, um jovem ou um adulto, ouve alguém a falar ou que lhe fala, o importante e significativo instrumento maravilhoso biopsicossocial (a voz de quem lhe fala), ou lê num qualquer processo graficofonético (mas preferencialmente na representação tiflográfica ou braillográfica), concentra em si, na sua compreensão, um conjunto de significações infocomunicacionais (orais ou escritas), que podem caracterizar esse alguém que lhe fala. Isto porque:

«*A comunicação não-verbal e a paraverbalidade entrosadas na comunicação verbal (oralidade e escrita) reforçam o objetivo infocomunicacional e o efeito sociocomunicacional na desejável compreensão interlocutiva e/ou graficfonética, num determinado momento, seja in loco seja além fronteiras.»*

(Guerreiro, A. Deodato, ULHT/Lisboa: 20 de Março de 2017).

Se tivermos a sorte de ter viajado por todos estes domínios desde o berço, na conceptualidade e na abstração de tudo o que compõe o mundo, se experienciarmos bem tudo o que é experienciável ao longo da vida, a pessoa cega congénita ou com cegueira adquirida em tenra idade, terá uma visão das coisas e do mundo muito semelhante ao das pessoas normovisuais.

Na verdade:

«*O ser humano não vê apenas com os olhos, ele vê através de toda uma experiência acumulada*»

(Cohen, 2001: 176).

«*Ver só com os olhos*

È fácil e vão,

Por dentro das coisas

É que as coisas são.»

(Queiroz, 1984).

Também estou em sintonia com estes autores e, nesta perspetiva, sinto que hoje *"vejo"* incomparavelmente mais e melhor do que via há uns vinte, trinta ou quarenta anos atrás. Também defendo, já fundamentadamente em alguns critérios científicos, que a capacidade de observação e, sobretudo, a experiência acumulada permitem a uma pessoa cega aperceber-se de um conjunto infindável de coisas absolutamente admiráveis. Habituei-me a olhar para a voz humana, escutando a voz humana, como as pessoas normovisuais olham os rostos, os olhos, o caráter humano, etc., como que me socorrendo de uma espécie de PNL, e isso tem-me enriquecido imenso na minha relação e interação com as pessoas que veem.

«Os olhos e a voz, a nossa pele, as nossas mãos, o nosso corpo, e a nossa sociocomunicabilidade são os mais encantadores espelhos da alma humana, são os polos de atração, como que perscrutamos a pessoa na sua voz usando um processo específico de sensorialização PNL. Aliás, a doçura que tivermos na nossa voz é a doçura que transparece nos nossos olhos, nas nossas palavras, na nossa pele... Se essas manifestações forem falsas, o ouvido e a intuição da pessoa cega facilmente disso se apercebem. O teórico-empírico da intonacionalidade e da glossemática também não permitem este tipo de enganos. Para mim, também a voz humana traduz certas atitudes morais ou determinados estados de alma transitórios, como a lealdade, franqueza, astúcia, volubilidade, hipocrisia e, em especial, todas as exaltações ou depressões momentâneas do ego acabam por revelar-se nitidamente através da voz, sendo a interpretação que às vezes faço dos traços psicológicos de alguém que me fala com um grau de precisão extraordinário.»

(Guerreiro, A. Deodato, ULHT/Lisboa: 22 de Julho de 2015).

Esta competência, a de se poder olhar com olhos

alternativos para o nosso interlocutor através do seu instrumento psicobiológico, a voz, é uma outra virtude que as pessoas cegas sempre procuram desenvolver, que é a suplência multissensorial e a tiflopercetibilidade.

A tiflopercetibilidade é uma faculdade que tenho desenvolvido ao máximo ao longo da vida. **Tiflos** (cego em grego) mais **perceptibilidade** (capacidade e competência para perceber de uma forma muito abrangente tudo o que nos envolve: perceber através do ouvido, do tacto, do odor, do gosto, através da articulação de uma série incrivelmente fantástica de modalidades sensoriais que todos possuímos e que muitas vezes desconhecemos... é que temos, pelo menos, cinquenta e cinco sentidos!

Se ouvirmos o som de uma esferográfica a cair no chão, sabermos que se trata efetivamente de uma esferográfica; se cair um clipe, sabermos que se trata de um clipe; se ouvirmos cair um qualquer objeto, sabermos de que objeto se trata; se ouvirmos sons, sabermos sem dúvida de que sons se tratam, mesmo aqueles resultantes das emoções mais diversas, tristeza, alegria, dor, prazer... os que a nossa imaginação possa provocar; se um qualquer odor nos chegar à pituitária, sabermos de que cheiro se trata; é um exercício pedagógico, por vezes lúdico-intelectual, que se tem de fazer com as crianças e com pessoas cegas, sobretudo com as congénitas ou com cegueira adquirida nos primeiros meses ou nos primeiros anos de vida; mas tudo tem de acontecer com a máxima naturalidade, não significando que não haja o explícito sem ser natural; isso não interessa em nenhuma circunstância, a não ser em casos de conveniência muito especiais; e para mostrar e demonstrar tudo o que só é possível ver com os olhos, sem tocar, é necessário uma inexcedível imaginação e uma sólida cultura para se ver, tocando o que, normalmente, só é permitido ver sem tocar. Tudo isto torna a tifloperceptibilidade mais abrangente, mais intensa, mais precisa, mais inequívoca, mais real (como olhos alternativos), em conformidade com o que as coisas são e significam para as pessoas normovisuais.

«A tiloperceptibilidade é a capacidade e a competência sensoriocognitiva, sociocognitiva, percetivo-motora, multissensorial da pessoa cega, consubstanciada na funcionalidade e operacionalidade do conjunto refinado das suas modalidades sensoriais, alicerçado em experiência acumulada, devidamente estimulado e desenvolvido, ao mesmo tempo integrante de um amplo e experienciado desenvolvimento cognitivo, relacional e interacional. Isto traduz-se no desenvolvimento da suplência multissensorial, perceptibilidade avançada de todos os sistemas sensoriais que restam, com excecional vantagem para a mobilidade e orientação, independência e autonomia, sociocomunicabilidade e interação, inclusão e qualidade de vida da pessoa cega em todos os contextos, no emprego e na sociedade.»

(Guerreiro, 2012).

A pessoa cega que tiver cultivado estas potencialidades, desde bebé, será com certeza uma pessoa com todas as condições e possibilidades para estar naturalmente integrada na sociedade de todos, constituindo estas circunstâncias e propósitos determinantes desafios educomunicacionais e sociocognitivos no dealbar deste século XXI.

Que desafios educomunicacionais e sociocognitivos inclusivos, no século XXI?

O aceitarmos estar juntos sem aqueles condicionalismos que nos afastam e nos bloqueiam, aceitarmos estar juntos como que num laboratório de ideias positivas, construtivas, para que nos conheçamos melhor uns aos outros, com as potencialidades e competências de cada um, independentemente dos défices sensoriais, neuromotores, cognitivos, comunicacionais, ou de outra qualquer natureza, de cada um de nós. No caso, com especial enfoque na aceitação mútua entre pessoas cegas e normovisuais, numa perspetiva de natural inclusão, desconstruindo e eliminando conceitos erróneos e desumanizadores e instaurando os que vivificam e humanizam a vida.

É nesta aceção que procuro semear e cultivar em mim mesmo mais uma virtude socializante e educomunicacionalizante, que me reconforte, retempere e revitalize perante a manifestação e a constatação da indiferença ou ignorância intelectual dos meus iguais ou pares em relação à minha diferença sensorial. Penso que assim suscito curiosidades e interesses promissores para nos podermos servir das nossas diferenças para minimizar ou eliminar desvantagens ou necessidades uns dos outros, fomentando e desenvolvendo a intercompreensão inclusiva na participação pessoal e social em equidade de cidadania e direitos, visando a consensualidade dos olhares (como linguagem singular) para o estabelecimento da desejável universalidade em que pensamos, nos relacionamos e interagimos no *"mundo da vida"*, humanizando-o. É uma caminhada precoce e sem fim... mas apaixonante e promissora, fértil e feliz, porque seareira de felicidade.

Neste sentido:

"O segredo da felicidade está na liberdade e o segredo da liberdade está na coragem" (Tucídides, 460-404 a.C.). O segredo da felicidade, para além do contributo de tantos outros pensadores ao longo da história, *está no contribuir para a felicidade dos outros* (Confúcio, 551-479 a.C.); na nossa *alegria na alegria dos outros* (Herculano, 1810-1877); num *problema individual, em que nenhum conselho é válido, devendo cada um procurar por si tornar-se feliz* (Freud, 1856-1939); no *reencontrar-se feliz e com prazer ao despertar e reconhecer-se como a pessoa que gosta de ser* (Paull Valéry, 1871-1945); no amar e *colocar a própria felicidade na felicidade do outro* (Chardin, 1881-1955); *na própria casa, entre as alegrias da família* (Tolstoi, 1881-1955); *no amor, pois quem sabe amar é feliz* (Hermann Hesse, 1877-1962); na constatação que *satisfaz verdadeiramente, acompanhada pelo completo exercício das nossas faculdades e pela compreensão plena do mundo em que vivemos* (Russel, 1872-1970); num *perfume que não podemos derramar sobre os outros sem que caiam algumas gotas sobre nós* (Ralph Emerson, 1803-1882)... Para nós (defendemo-lo em 09.06.2015), «a *felicidade é um sentimento de bem-estar*

de alma e biopsicossocial que cultivamos e exercitamos de forma partilhada num coletivo infinitamente crescente, que nos habituamos a viver com uma fundada, sistematizada e fecunda determinação humana e humanizada.».

Mesmo que um pressagiado pós-humanismo possa vir, desmedidamente, a surpreender-nos no tempo, na representatividade educomunicativa, pedagógica e cultural, para que a informatização/robotização global e cosmopolita nos catapulta, felizmente com o contributo das *cidades educadoras, inteligentes, inclusivas* (Leite, 2018: 102-103; Rasteiro, 2018a: 98, e 2018b: 98-102), penso que nunca deixaremos de sonhar e de concretizar humanização em toda a dimensão cognitiva da dignidade. Como escrevemos em 23.01.2018, «*sonhamos o que os sóis no peito e na razão nos sorriem.*».

Mas é *lançando-nos no mundo* e *sofrendo nele, que nos vamos definindo* aos poucos (Sartre, 1905-1980). De novo pegando em alguns enunciados deste grande pensador existencialista do século XX, só temos a possibilidade de *criar obra-prima* quando a nossa *sobrevivência está em causa*, revelando-nos na *nossa essência mais pura* quando *desafiamos e corremos riscos*, quando damos tudo por tudo e nos *pomos à prova para lá dos limites da nossa resistência*. Ora, no alcance deste pensamento, e apesar de Confúcio ter sustentado que cada um de nós, ainda que aja sempre com dignidade não melhorará o mundo, apenas será menos um *canalha na terra*, se nos excedermos em dignidade e humanização para além dos nossos limites, pode ser que contrariemos e, nessa medida, ampliemos esta premissa confuciana. Basta agir em conformidade com o questionamento e convicção de Goethe (1749-1832): «*Qual é, dentre os homens, o mais feliz? Aquele que sabe reconhecer os méritos dos outros e alegrar-se com o bem alheio como se fora seu*». As dificuldades têm oportunidades em si mesmas, são fontes de solução e de inovação. Só é necessário que não nos deixemos vencer por elas e que agarremos as oportunidades. É assim que poderemos ser o Natal de cada um e de todos desde que, calorosamente, nos quisermos uns aos outros e nos amarmos sem medida numa justa festa para todos, numa perspetiva de equidade na justiça social, na paz, na esperança, na alegria, na generosidade... procurando ser uma luz permanente a iluminar os caminhos dos outros e os nossos também.

Só humanizamos a vida, em vontade e convicção epistémica, constância e paixão, «*nada de grande se cumpre no mundo sem paixão*» (Hegel, 1770-1831), tendo prazer solidário no existir em inclusão e na partilha, comunicando e educando em cidadania, com humor e justiça social, equidade e perspetiva em dignidade no desenvolvimento e no progresso global.

É nesta perspetiva que todos, e em todas as circunstâncias, temos de ser seareiros de felicidade, exorcismando fantasmas conceptuais e os consequentes comportamentos isolacionistas dos mais frágeis e carenciados. Há que eleger, refletir e fazer implementar, desde o berço, conceitos escorreitos e humanizantes nas nossas consciências e ações.

GUIA DE INTERVENÇÃO PRECOCE NA DISFUNÇÃO VISUAL
Augusto Deodato Guerreiro

«O curso e efeito dos conceitos é como a crescente pressão do volumoso caudal de um rio exercida nas suas margens, fazendo-as naturalmente ceder, alargando-as e, por consequência, ganhando e preenchendo com as suas águas cada vez mais espaços vazios, sedentos e famintos de humanização.»

(Guerreiro, 2014b).

A comunicação, a educação, a formação, a cultura, a pedagogia comunicacional têm de estar presentes sempre na evolução da criança cega, desde o berço.

É neste contexto que têm um papel inclusivo muito importante as famílias, comunidades, equipas multidisciplinares específicas, incluindo pediatras, ajustadas às diversas tipologias da deficiência, no caso com especial incidência no bebé cego, ajudando a conceber e a implementar um mundo para todos, implicando aqui também a intervenção das bibliotecas escolares e públicas, museus, arquivos históricos e a diversidade de equipamentos culturais, como uma concertada e afinada orquestra com a corresponsabilidade de fomentar, desde o berço, um escorreito desenvolvimento biopsicossocial e humano.

Tem aqui papel importante a criação de hábitos de leitura nas crianças, adolescentes, jovens e adultos (independentemente das suas capacidades e competências), nos mais diversos domínios do conhecimento, nos diferentes suportes/formatos e sistemas de informação (papel, suportes e formatos alternativos e processos acessíveis e amigáveis na sua usabilidade), como livros infantis, e sucessivamente livros falados, audiolivros, jornais, revistas, redes telemáticas/internet na sociedade em rede..., promovendo a leitura e escrita, despertando a curiosidade, o imaginário e competências humanas, ao nível desenvolvimental, educacional e de humanização, fazendo-nos felizes, com a necessária obrigação e coragem para termos prazer no existir e sermos felizes em solidariedade, fomentando solidariedade e felicidade em todos à nossa volta.

É nesta perspetiva que entendemos e defendemos que o desenvolvimento biopsicossocial, biossociocognitivo, multissensorial e humano, bem como do consequente progresso do mundo global e cosmopolita, está dependente de uma conciliação, necessariamente natural, de sinergias teórico/empíricas e humanas, dinamizadoras e humanizadoras, em torno dos conceitos de sentir e atuar, de promover e implementar vontades e realizações numa dimensão educomunicacional e cultural.

Este vital itinerário, na universalidade cognitiva, sociocomunicacional, multiétnica, no relacionamento e interação, assenta num dinâmico polinómio inclusivo, cujas essência e substância se traduzem na força sincronizada e propulsora de cinco rodas dentadas entrosadas umas nas outras, que simbolizam a educomunicação como inter-relação entre a educação e a comunicação, a educação comunicacional e a comunicação educacional, achando-se a educação e a comunicação recíproca e indissociavelmente implícitas uma na outra e, ao mesmo tempo, consubstanciando-se nelas a cultura e a pedagogia comunicacional, numa simbiose de valores humanos e de cidadania promotora do coevolutivo desenvolvimento humano e do progresso em geral.

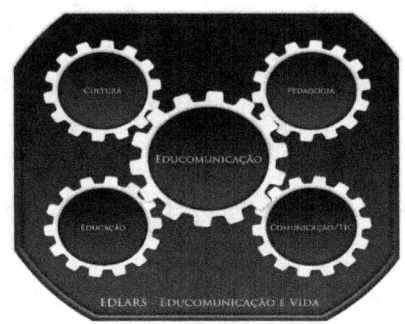

O polinómio inclusivo em referência centra-se na funcionalidade e operacionalidade do sistema educomunicacional e cultural, pedagógica e de sensibilização para a inclusão seguinte:

"Educomunicação = Educação + Comunicação/TIC + Cultura + Pedagogia comunicacional", que deverá ser refletido, aprofundado e aplicado, com o necessário rigor científico e humanizante, em domínios essencialmente do âmbito de intervenção precoce e de atuação dos profissionais da comunicação e da educação.

É comunicando, brincando e socializando-se, com a máxima segurança e autoconfiança, que a criança cega ou com baixa visão tem de aprender:

- A lidar com as suas próprias dificuldades na perceptibilidade, na orientação e mobilidade, no relacionamento e interação com o ambiente envolvente;

- A vencer todas as adversidades, como a criança normovisual, caindo e levantando-se, sendo agredida e respondendo na mesma moeda... Mas, à cautela, havendo sempre a garantia de uma vigilância atenta, assertiva e discreta;

- A desenvencilhar-se dessas dificuldades, criando as suas necessárias defesas, adquirindo por si e com as adequadas ajudas, capacidades e competências para ser autónoma e independente;

- A habituar-se a organizar o caos à sua volta;

- A ganhar o progressivo domínio ecolocalizacional, espacial e distal em que se vai encontrando, no relacionamento e interação com as outras crianças e com o próprio ambiente.

Para a prossecução e consecução deste objetivo, há que envolver nele, de forma interdisciplinar e todos de mãos dadas, a família, pediatras, educadores de infância, cuidadores, pedagogos, comunicólogos, sociólogos, antropólogos, psicólogos, professores de educação especial, de educação física e técnicos de reabilitação, de orientação e mobilidade, que estejam vocacionados e habilitados, pelo menos em sensibilidade e determinação, para poderem intervir nas diferentes áreas e tipologias da deficiência (para conhecerem especificidades de outras faixas populacionais no horizonte da vida), ajudando a formar (formando-se em simultâneo) profissionais educomunicólogos capazes de responder (sobretudo no plano tifloinclusivo) às prementes, e por vezes graves, carências educomunicacionais e pedagógicas, formativas e culturais destes cidadãos, no caso especial cegos e com baixa visão, desde o berço à adultez, procurando-se corrigir ou eliminar estas realidades anómalas e contristantes da sociedade, que caracterizam, às vezes de forma absolutamente marginalizante, "nichos" da sociedade e a própria sociedade.

O sentimento e a prática da inclusão poderá vir a ser o móbil para a implementação social de todas estas sinergias vitais para o bem-estar humano e humanizante da vida.

É que, na realidade, o conceito de inclusão ainda não tem o impacto e o efeito social desejável na maioria dos corações e da lógica da razão.

O conceito de inclusão é, infelizmente muitas vezes ainda, um fantasma de rosto incrédulo e um vendaval de ideias que determinadas circunstâncias e inerentes oportunismos soltam, provocando autênticos e momentâneos *tsunamis* de confusão, mas que depressa se esbatem na prudência investigacional e desenvolvimental, no prazer de sobreviver às intempéries sociais e no amar os adequados e possíveis resultados inclusivos, cuja prossecução e promoção vai acontecendo, porque, também numa aceção pessoana, "Deus quer, o homem sonha" e a "obra" só tem de nascer num propósito feliz. A tifloinclusão, envolvendo a socialização e a comunicação, a educação e a cultura, a reabilitação e a habilitação, a orientação e a mobilidade... nos planos experiencial, teórico e prático, tem vindo a merecer aprofundada investigação e desenvolvimento, assente na confirmação por verificação experimental e comparativa, com relevantes resultados (Maia, 2018).

A inclusão tem de ser sentida, pensada e projetada no sentido do bem-estar para todos, sendo um sentimento característico de todos a atravessar e a abranger, natural e construtivamente, a vida e o horizonte da vida. Sustenta Anna Feitosa (2018) que «Inclusão e Bem-Estar são estados de consciência», sendo a Inclusão *«uma experiência de pertença voluntária e satisfatória. Resulta num sentimento de proteção e cuidado que pode ser inconsciente e/ou consciente e acontecer por decisão interna ou externa, sempre com o consentimento do incluído.»* (Feitosa, 2018: 333). Acrescenta que «Ser humano é estar incluído num grupo familiar e social. A exclusão é desumanizante». Portanto, só temos de Humanizar.

«O homem nasce indivíduo e torna-se pessoa, no contacto expressivo e afetivo com os outros e consigo mesmo». Nós entendemos o "indivíduo", no conceito de Piaget (1896-1980), e a "pessoa", no conceito de Vigotsky (1896-1934). Neste sentido, *«o homem é um ser práxico, eminentemente cultural, aberto ao mundo, aos outros e à transcendência (...), existe e humaniza-se no outro.»* (Feitosa, 2018: 333-334). E defende também que, nesta aceção, o *«Bem-Estar é um estado de consciência decorrente de um processo consciente de equilibração dos relacionamentos Intra, Inter e Transpessoais, num determinado contexto sócio-cultural»*, sendo, portanto, *«um estado e um processo de adaptação constante e dinâmico, evolutivo e transcendente ao meio interno (pessoal, consciencial e íntimo) e externo (sócio-cultural).»*

(Feitosa, 2018: 334). Também neste contexto nos ocorre referir, entre outros projetos redimensionantes e estruturantes de questões conducentes à inclusão, o inovador acrónimo **EKUI** (**E**quidade = acessibilidade a bens e serviços de educação e reabilitação + **K**nowledge = direito universal à aprendizagem + **U**niversalidade = uma linguagem universal e acessível a todos + **I**nclusão = mudança para um mundo ao qual todos pertençam), que tem neste livro, entrosadamente, substância significacional e promocional muito importante no equacionamento da diversidade em equidade num mundo para todos, com particular incidência na disfunção visual.

Encontro-me na inclusão, em todas as encruzilhadas possíveis e surpreendentes da inclusão, procurando desconstruir o conceito e promover o seu natural e progressivo desaparecimento na consciência e no comportamento familiar, comunitário, institucional e governativo, social. Olhando-me como um empreendedor tiflológico, com especial enfoque na tifloinclusão, não me importo nada de falar de mim próprio, sobretudo porque considero a minha vida uma "distinta" instituição organizacional e empresarial, singularmente surpreendente e fascinante, como legado divino inviolável e promissor, que me foi entregue para gerir e sustentar, suportar e inovar, rentabilizar e vencer, em cada momento, todo o tipo de intempéries, com tristezas ou alegrias, vociferando ou sorrindo-lhes. De facto, sinto a minha vida como um grandioso empreendimento institucional, organizacional e empresarial... ilimitadamente promocional e lucrativo em cidadania e solidariedade humana, que nunca posso deixar falir. A nossa vida é, pois, o mais belo e sumptuoso património humano, institucional, organizacional e empresarial; a nossa dignidade é o sangue e o capital sublime que o sustenta e multiplica, enriquece e expande em opulência empreendedora e benfazeja. Por esta razão e pela aposta interventiva colocada neste livro, quero expor-me, numa dimensão pedagógica e de esclarecimento, gostando de ter a coragem de falar de mim, com a inquestionável franqueza, abertura e sem pinturas ou imposturices, para que haja mais luz e precisão na intervenção precoce na área da deficiência visual e para se aprofundar e alargar mais o horizonte da tiflologia, como ciência.

Nesta minha já longa caminhada, perscrutante e ativa, tenho vindo a tropeçar em muitos e sucessivos "pedregulhos" (uns mais rugosos e outros mais polidos), uns que por vezes me irritam, sem que em mim se veja, mas que me desafiam pedagogicamente a transpô-los, o que em regra faço com êxito. Mas também há outros "pedregulhos" cuja estranha indiferença me faz ignorá-los. E há ainda outros "pedregulhos" que procuram acompanhar-me neste percurso, uns que aguentam o meu passo, outros que vão ficando para trás, outros que, simplesmente, desistem... porque o "cimento" unificador e propulsor da sensibilidade decisiva e da intercompreensão interventiva ainda não tem a consistência e a solidez desejáveis... Também há aqueles "pedregulhos", como eu, que se querem juntar, comungando das mesmas ideias e respetiva implementação, que nos vamos juntando no mesmo passo e rumo, formando um só "pedregulho" (monolítico, no recheio e no interagir, plural, na equidade a cultivar) para o desenvolvimento humano e progresso, de atores sociais interventivos na resolução dos nossos problemas, na nossa própria história civilizacional, atravessando "desertos", escalando montanhas, encontrando "oásis" dentro de nós mesmos, onde vamos descansando e recobrando energias para continuar a caminhada, árdua e complexa, mas em coesão social e felizes! Onde não há coesão social e humana, há ausência dos grandes valores humanos, da cidadania e empreendedorismo. As sociedades civil e sociopolítica estão carentes e frágeis, porque muitos dos seus membros também estão carentes da felicidade nos outros e em si próprios; e frágeis para, com a necessária determinação, serem capazes de permanecer frutíferos na felicidade dos outros... porque desconhecem a compensação em dobro que essa sua atuação lhes pode reservar, já que, conforme o atrás atribuído a Confúcio, «a melhor maneira de ser feliz é contribuir para a felicidade dos outros.».

Na verdade, e citando Voltaire (1694-1778), *«o maior problema e o único que nos deve preocupar é vivermos felizes.»*. Como *«alcança quem não cansa»* (Aquilino Ribeiro, 1885-1963), há-de chegar o dia em que, com os "pedregulhos" todos, eu e os outros todos que me vão acompanhando e os que se vão aproximando, havemos de edificar, na sociedade de todos, um *"Oásis"* Inclusivo, nele albergando uma **"Aldeia da VIDA"**, significando aqui o acrónimo **"VIDA"** **V**ida **I**nclusiva e **D**ignidade **A**tiva, assim tentando incentivar – com a nossa dignidade ativa, a maior riqueza e sangue do nosso excelso empreendimento, a vida - um número de "pedregulhos" cada vez mais a multiplicar-se em união numa igualmente cada vez mais fértil socialização e participação social, paz e justiça social, solidariedade e humanização no mundo.

A vida, às vezes, configura-se numa estranha utopia, ínvia e assustadora, híbrida de abismo e encanto, de promessas e aparências em verdade e liberdade... Mas os bem sentidos e sustentados infinitivos verbais do Papa Francisco, *«acolher, proteger, promover e integrar»*, trazem-nos um reconforto e uma revitalização espiritual e de alma, sendo absolutamente revolucionários e transformadores, no nosso pensamento social, eclesial e cristão, neste intercultural mundo global e cada vez mais caracterizado pela multietnicidade, eivada de "refugiados" e "apátridas", que também são nossos irmãos em liberdade, igualdade e espírito. Na realidade, todo este maravilhoso contexto só parece encontrar-se na fé e na certeza que nos consagra no Santíssimo e Piedoso Itinerário: o Caminho, a Verdade e a Vida, que nos orienta e guarda na infinita misericórdia de Deus Pai-Filho-Espírito Santo.

Como corolário do que acabamos de defender, nada mais a propósito e pertinente do que evocar o conceito pessoano seguinte:

Ser Feliz

«Posso ter defeitos, viver ansioso e ficar irritado algumas vezes, mas não me esqueço de que a minha vida é a maior empresa do mundo. E que posso evitar que ela vá à

falência.

Ser feliz é reconhecer que vale a pena viver, apesar de todos os desafios, incompreensões e períodos de crise.

Ser feliz é deixar de ser vítima dos problemas e tornar-me um autor da própria história.

É atravessar desertos fora de mim, mas ser capaz de encontrar um oásis no recôndito da alma.

É agradecer a Deus, todas as manhãs, pelo milagre da vida.

Ser feliz é não ter medo dos próprios sentimentos.

É saber falar de si mesmo.

É ter coragem para ouvir um "não".

É ter segurança para receber uma crítica, mesmo que injusta.

Pedras no caminho? Guardo todas, um dia vou construir um castelo…»

(Fernando Pessoa, 1888-1935).

CAPÍTULO III

ALGUMAS REFLEXÕES E RECOMENDAÇÕES FINAIS

GUIA DE INTERVENÇÃO PRECOCE NA DISFUNÇÃO VISUAL

Augusto Deodato Guerreiro

Na organização deste livro, tivemos a preocupação, sobretudo, de aludir a alguns aspetos e pormenores na deficiência visual, que reputamos de interesse, umas vezes com mais profundidade, outras vezes de forma mais aligeirada, situando-nos na necessidade de investigar e estudar mais, aprofundar mais e aplicar os fundamentos da tifloinclusão nas teorias e práticas educomunicacionais, pedagógicas e culturais, na sua essencialidade, para a intervenção precoce na disfunção visual, ao mesmo tempo deixando transparecer a necessidade dessa premente atuação interventiva ao longo da vida dos cidadãos em referência. A matéria exposta neste livro, por vezes de modo demasiado amalgamada, cuja densidade conceptual assim sintetizada poderia causar alguma entropia na sua apreensão e análise, merece, a nosso ver, um esclarecimento. Houve a intenção de partilhar uma significativa porção de dados novos e muito pessoais, empiricamente testados, teorizados e aplicados no terreno pelo próprio investigador, e em si próprio, como "cobaia" investigativa de si mesmo nas casualidades e propositadas experiências, quotidianamente emergentes numa imensurabilidade de circunstâncias e situações, na formulação e resolução de problemas de ordem tiflopercepcional e multissensorial, e equacionando, com base na questão de partida e em inerentes adicionais de orientação (o título deste livro), hipóteses bastante complexas de se entenderem e de se comprovarem, mas possíveis e provadas, principalmente sob o ponto de vista experiencial. Consoante a tipologia dos casos tifloinclusivos abordados, a respetiva explanação é umas vezes mais condensada e outras mais alargada. Se não tivéssemos optado por esta metodologia, o livro teria de assumir um fôlego muito mais amplo e aprofundado, e não evidenciaria a sugestividade, junto do público alvo, para podermos vir a contar com as vantagens, as mais-valias nos planos científico, das teorias e boas práticas inclusivas, que nos possam chegar, como contributos dos diferentes profissionais e familiares das crianças cegas ou com baixa visão, todos os interessados que pretendam associar-se a esta partilha, enriquecendo a causa tiflológica, em particular na intervenção precoce em tifloinclusão, no âmbito de credibilizadas valências científicas nessa investigação, desenvolvimento e formação na área, num Centro de Investigação e Formação específico e competente, conforme o que tem vindo a ser enunciado e a concluir neste livro.

Temos de iluminar, com a máxima luminosidade, o coração e a razão para que tudo seja tão claro e objetivo para as crianças cegas como para as crianças normovisuais, havendo também a preocupação de as colocar em convívio umas com as outras, sempre numa perspetiva de inclusão.

O ano de 2015, conforme o instituído pela Organização das Nações Unidas, foi o *"Ano Internacional da Luz"*. Tem de haver muita luz para iluminar de forma fecunda a evolução do bem para a vida, para a generalização da qualidade de vida para todos os cidadãos, sem exceções.

Já o sustentámos atrás que:

GUIA DE INTERVENÇÃO PRECOCE NA DISFUNÇÃO VISUAL
Augusto Deodato Guerreiro

«Somos um megapuzzle que nunca estará concluído, que está em permanente aperfeiçoamento, num percurso com lágrimas, dor, falhas, pedregulhos de diferentes naturezas nos nossos caminhos, condicionalismos, obstáculos igualmente da mais diversa espécie...»

(Guerreiro, 2015).

Bem sabemos que as lágrimas são o arco-íris da alma e que irrigamos com elas a tolerância, *"a melhor religião do mundo"* (Victor Hugo, 1802-1885), para que esta se mantenha viçosa, como as primaveras, mas transformando-se cada vez mais em aceitação mútua. Os pedregulhos de variada índole que nos surpreendem e nos magoam ao longo da vida acabam por nos *refinar a paciência*, que *"tem mais poder do que a força"* (Plutarco, 46-120), e ninguém cresce sem dificuldades, sem obstruções no caminho.

Todos vamos crescendo mediante falhas ou surpresas obstrutivas em que as circunstâncias e os contextos nos vêm fazendo incorrer, sendo com essas ocorrências que vamos esculpindo aos poucos a nossa serenidade, aperfeiçoando-nos em dignidade, tendo ou convivendo com algum tipo de dificuldade ou dor, servindo a dor, por vezes até, para *"lapidar o prazer"*, em sintonia com Augusto Cury (nascido em 2 de outubro de 1958).

Se não nos confrontarmos com obstáculos ao longo da vida, as janelas da nossa inteligência emocional, da intelecção e dignidade permanecerão fechadas para sempre. Portanto, precisamos desses confrontos para que essas janelas se abram, se escancarem, de maneira a que, também nessa medida, possamos ajudar a ser felizes crianças, adolescentes, jovens, adultos, seniores, sentindo prazer solidário no existir, sendo capazes de saber amar, amar e saber fazer amar, assim nos tornando também felizes. Aliás, já Leibniz (1646-1716) defendera que *«amar é pôr a nossa felicidade na felicidade do outro»*. É necessário, também, sermos constantes nessa perspetiva, porque a constância é uma virtude, aquela que faz com que todas as outras virtudes frutifiquem.

«Mantenha os seus pensamentos positivos, porque os seus pensamentos tornam-se as suas palavras. Mantenha as suas palavras positivas, porque as suas palavras tornam-se as suas atitudes. Mantenha as suas atitudes positivas, porque as suas atitudes tornam-se os seus hábitos. Mantenha os seus hábitos positivos, porque os seus hábitos tornam-se os seus valores. Mantenha os seus valores positivos, porque os seus valores... Tornam-se o seu destino.» (Mahatma Gandhi).

Quanto mais generosos formos em relação ao infundirmos nos outros à nossa volta felicidade, mais gratos nos podemos sentir à vida e à beleza psicossocial e qualidade de vida que vamos colocando na vida dessas pessoas.

Deste modo, e para que esta aceção aconteça e prossiga com a desejável sustentabilidade, temos de semear e cultivar em nós mesmos generosidade e gratidão, porque, à medida que o conseguirmos fazer, no caso sob o ponto de vista humano e científico, também semeamos e cultivamos harmonia, solidariedade e partilha, envolvendo-nos e indissociando-nos naturalmente nesse processo recíproco de promoção de bem-estar, transformando a generosidade e a gratidão numa fonte inesgotável de participação social e de abundância.

É neste contexto que nos devemos manter cientes de que nada de grande poderemos cumprir no mundo sem paixão (numa paráfrase hegeliana), mas também, implicitamente, continuando a ganhar capacidade e competência para sabermos ser capazes de agir sempre na dinâmica da fórmula trinomial dos **Três Cês**: **C**oração quente + **C**abeça fria + **C**apacidade de humor. Se enraizarmos em nós estas três competências, mergulhadas na competência amor (e com humor), tudo poderá ser resolvido com mais serenidade, êxito, inclusão e alegria. Mas o futuro, que tem designações e interpretações várias, quase todos os dias o achamos adiado no plano da "inclusão".

«O futuro tem muitos nomes. Para os fracos é o inalcançável. Para os temerosos, o desconhecido. Para os valentes é a oportunidade.»

(Victor Hugo).

Costumo dizer que o caminho das teorias para a inclusão é longo... porque, quase sempre, o das palavras e o das ações não são iguais nesse processo, sendo, por isso, efémeros... ou, estrategicamente, dando passos condicionantes ou inviabilizadores dessa caminhada. Contudo, nunca poderemos baixar os braços. Só conhecendo e olhando o passado, vivendo e compreendendo o presente, podemos tentar preparar e antecipar um futuro mais desejável. E, para isso, só temos de ser "Valentes", Fortes, seguramente determinados e prescientes, sempre a caminhar juntos e de mãos dadas, contrariando conveniências retardatárias ou oportunísticas na vida, a qual nos surpreende, de quando em vez, apresentando-se-nos ínvia, com abismos, falsas promessas e aparências de justiça social, de verdade e de liberdade....

Concluindo, e para que a vida passe a ser vivida com mais empenho, desempenho e felicidade por parte das pessoas cegas, desde que nascem (em convívio, sem reservas, com os seus iguais normovisuais), há que sentir, usar e implementar nas sociedades civil e sociopolítica as palavras e as ações, a falarem a mesma língua, sendo nesta aceção que temos vindo a asseverar que:

«A saudável perenidade do autoconhecimento e da problematização, fundada em vivos exemplos teórico-empíricos para a vida na sociedade de todos, pode originar, desenvolver e consolidar acessibilidades nas mais diversas áreas cognitivas, mas desde que as palavras e as ações se indissociem num mesmo propósito inclusivo, num mesmo sentimento discursivo, e que falem a mesma língua.

· As palavras orais ou graficofoneticamente representadas, na sua dimensão intonacional e da glossemática, representam e reproduzem as nossas diferentes circunstâncias e memórias desde o fundo dos tempos.

· As palavras são as sementes vitais da luz e do fomento comunicacional e sociocomunicacional, cognitivo e sociocognitivo, relacional e interacional nas universalidades do «mundo da vida», do desenvolvimento humano e do progresso em geral.

GUIA DE INTERVENÇÃO PRECOCE NA DISFUNÇÃO VISUAL
Augusto Deodato Guerreiro

· *As palavras permitem-nos viajar e voar na ubiquidade comunicacional, nos dados controlados (ou ínvios e por vezes sem domínio) em rede, na sua permanente e cada vez mais refinada intrusão nas nossas vidas, sob a forma de "big data" (os grandes e crescentes arquivos de dados) ou de "normose", a proeminência dos nossos tempos.*

· *As palavras constituem (como o nosso próprio e indispensável respirar) as fartas e fecundas searas de pensamentos e ideias, de inovação e criatividade, o alimento e a materialização laboratorial sintática, semântica, pragmática e do valor semiótico de tudo, da significação, aplicação e usabilidade dessas sementes e searas na progressiva formação e transformação de mentalidades para a revolução social, edificação e consolidação de sociedades e das transversalizantes redes sociais (incorporando a formação das diversas culturas desde a imanência pensante até à atual comunicação intercultural, multiétnica e cibercultural), rumo a um desejável mundo humano, global e cosmopolita, cada vez mais natural e eticamente inclusivo.»*

(Guerreiro, 2014a, 2014b, 2016 e 2017c).

Isto porque também defendemos que:

«*Comunicar é como respirar. Ninguém vive sem respiração e sem comunicação, seja esta de que forma e tipologia for, sendo com ela que todos nos socializamos, nos relacionamos e interagimos, nos formamos humanamente e ajudamos a edificar, a eticizar e a humanizar o mundo da vida para todos.*»

(Guerreiro, 2015).

Ninguém se socializa e encontra realização pessoal e social na vida sem a capacidade para comunicar, razão por que, e também parafraseando Daniel Webster (1782-1852), se eu tivesse de perder todas as capacidades, menos uma à minha escolha, eu escolheria ficar com a capacidade e competência para comunicar, porque, comunicando, diminuiria ou venceria as minhas dificuldades.

Comunicando e socializando-se, a criança cega tem de aprender a vencer as adversidades, como a criança normovisual, com as dificuldades que tem ou que lhe surgem, que a surpreendem.

Ao mesmo tempo, tem de aprender a desenvencilhar-se dessas dificuldades, criando as suas necessárias defesas, adquirindo por si e com as adequadas ajudas, capacidades e competências autonómicas e de independência, fazendo as suas próprias diabruras e opções, pontapeando e sendo pontapeada, caindo e levantando-se, sofrendo os efeitos das suas traquinices e da troca de agressões ou desentendimentos entre ela e os seus companheiros de brincadeiras, de atividades lúdicas...

Simultaneamente, tem de habituar-se a organizar o caos à sua volta e a ganhar o progressivo domínio ecolocalizacional, espacial e distal em que se vai encontrando, no relacionamento e interação com as outras crianças, com as outras pessoas de diferentes níveis etários, nos mais variados ambientes.

É que:

«As pessoas cegas só podem ter uma visão perfeita das coisas e da imensurabilidade universal, da objetividade e subjetividade, da abstração e conceptualidade, desde que nelas devidamente contextualizadas sob o ponto de vista sensoriocognitivo e sociocognitivo, inteligindo-as,

experienciando-as e integrando-as numa bem desenvolvida, aprofundada e treinada suplência multissensorial, constituindo esta capacidade e competência os seus olhos tiflopercepcionais e da intelecção, os olhos alternativos, que lhes permitem ter e dominar, com a desejável precisão, o absorvente olhar analítico e abrangencial, da compreensão e intercompreensão na transformação de mentalidades e na humanização social.»

(Guerreiro, 2017c).

A vida é, em si mesma, um infinito laboratório de ciência viva e de igual informação e comunicação sem limites. A vida encerra e grassa no mundo tudo aquilo que ela é, o que nela se produz e se divulga, através das mais variadas (e em permanente criatividade e inovação) formas de informação e de comunicação - design, cartoon, banda desenhada, desenhos animados, grafitti, fotografia/grafismo, pintura, música, poesia... - que a imaginação humana possa alcançar e suscitar. O design de tudo o que há na vida (o também já epitetado "design inclusivo", o design universal), o próprio design da vida, é um processo infocomunicacional de conhecimento que também não pode faltar na utensilagem mental e utilização da criança cega, das pessoas cegas. Tudo é acessível a todos, desde que, para isso, se pensem e se encontrem as necessárias condições e alternativas apropriadas e mais exatas, desde que, para isso, sejam sentidas (exercitando-se e consciencializando-se bem desse sentir), sempre experienciadas e testadas com pessoas cegas, confirmadas e aplicadas com e pelas pessoas cegas. É claro que este tipo de preocupações pode e deve generalizar-se e aplicar-se a outras tipologias da deficiência.

Ciente desta necessidade, escrevi, em 12.04.2012, na Faculdade de Arquitetura da Universidade Técnica de Lisboa, que:

«A grafia e a linda expressividade da natural poesia da vida é o belo design sígnico-comunicacional da cultura vísuo-multissensorial na alegria de pensar e dizer, construir e dignificar, maravilhar e viver a vida.»

(Guerreiro, 2017j).

O *design* e a vida, a vida e o design, a vida do design e o design da vida, são expressões sensíveis, que podem sentir-se de modo perfeitamente conscientizado, e que nos sugerem sempre uma reflexão sobre o conceito de design para todos e para cada um, e que a todos e a cada um possa maravilhar sob o ponto de vista observacional, de conforto sensoriocognitivo e de alma, na sua contemplação e no hipotético retemperante e revitalizante usufruto multissensorial e ergonómico da sua beleza e bem-estar pessoal. É nesta aceção que devemos fazer viagens, essencialmente de caráter prático, lúdico pedagógico e teórico-empírico com crianças cegas, com pessoas cegas, pela importância vital que o *design* representa para o ser humano como fator integrador na sociedade, numa perspetiva conceptual para todos e para cada um dos utilizadores, para os seus sentidos e multissensorialidade, nos possíveis contextos e situações somatossensoriais e sinestésicos, com enfoque e justificação na perceção sensorial e multissensorial, neste caso a tiflopercetibilidade, nela cabendo o espaço e a cor na monumentalidade universal, o Sentir, o extasiante e saudável sentir e fruir a beleza da vida de todos e de cada um.

Tratando-se de um bebé cego, ou de uma criança cega congénita ou com cegueira adquirida nos primeiros anos de vida, as preocupações e saber constantes e em permanente atuação dos pais, da família, da comunidade... no jardim de infância, depois na escola, na sociedade e ao longo da vida, é um comportamento cívico e de humanização da vida para todos, que todos temos de ir semeando nas sociedades civil e sociopolítica.

É uma naturalidade comportamental atuante a que nos devemos habituar a ter desde o berço e a sugerir no nosso meio e nos mais variados contextos e situações.

A educomunicação e cultura, pedagogia e formação inclusivas em intervenção precoce na infância e ao longo da vida constitui, na dimensão polinomial que ideámos e em que nos temos vindo a contextualizar, um processo sinergético vital para o bem-estar humano e humanização inclusiva da vida em cidadania, na diversidade e em equidade de direitos, deveres e oportunidades.

Só com generosidade e inteligência emocional, amor e justiça social, afeto e gratidão, usando naturalmente as diferenças uns dos outros para suprir as dificuldades uns dos outros, e promovendo o direito à participação social, a solidariedade e a partilha, a harmonia e a equidade, a paz e a esperança para humanizar a vida e o mundo global em cidadania, se é seareiro de abundância e felicidade.

«Em cada olhar diferente há uma vitalidade sinergética e intercultural a equacionar para o caminho da inclusão...

Usando as nossas diferenças nas diferenças uns dos outros, nos diferentes contextos e em convívios sociais, harmonizando a naturalidade relacional e da interação num envolvimento de mútua aceitação e numa solidária equidade e partilha, as diferenças e assimetrias, assim equacionadas, só poderão fomentar e promover humanização e fertilidade nos planos do caminho da inclusão...

A diferença, justamente assim inteligida e utilizada de modo consistente e progressivo, só poderá revolucionar e transformar mentalidades e gerar processos saudáveis conducentes à desejável inclusão social.

É nos olhares dos corações nas diferenças que nasce o caminho da inclusão. É no caminho da inclusão que esses olhares consolidam e frutificam a generosidade, a dignidade e a humanização da vida para todos.»

(Guerreiro, 2017f).

O bebé cego, a criança cega, o aluno cego, o cidadão cego, vê com a sua multissensorialidade cognitiva e sociocognitiva bem desenvolvida e bem refinada pela suplência multissensorial a todos os níveis, desde que permanentemente ativo e interventivo, dando naturalmente a conhecer as suas capacidades e competências pessoais e sociais no seu meio e na sociedade, e desde que todas as sinergias humanas à sua volta tenham também, numa natural reciprocidade, esse espírito de permanente atuação e intervenção, proporcionando aos olhos tiflopercepcionais tudo, em termos de absorção, tanto quanto possível em analogia com o que chega aos olhos dos cidadãos que veem.

Mas esta aparente utopia só terá lugar e concretização desde que se envolvam nessa consecução (de mãos dadas na investigação, estudo e desenvolvimento de soluções na problemática da cegueira) os já aludidos família, pediatras, educadores de infância, cuidadores, pedagogos, comunicólogos, sociólogos, antropólogos, psicólogos, professores de educação especial e inclusiva, *designers*, professores de educação física e profissionais de reabilitação, de orientação e mobilidade, interventores nas diferentes etiologias da cegueira e no horizonte tiflológico, ajudando a formar (e formando-se), nos vários níveis etários e de conhecimento, profissionais educomunicólogos que possam corresponder às prementes exigências pedagógicas, educomunicacionais e culturais das pessoas cegas, desde o berço à adultez.

Referimo-nos às por vezes graves carências que caracterizam, de forma absolutamente marginalizante, este *"nicho"* da sociedade e a própria sociedade.

Reportamo-nos sobretudo à sociedade "sociopolítica", aos Governos/Estado, que tanto nos surpreendem com apatia, negligência ou, mesmo, desinvestimento na investigação e desenvolvimento científico específicos, nas áreas da educação e formação especiais, nas especificidades pedagógicas, educomunicacionais formativas e culturais, de modo a contribuir para o engrandecimento da dignidade social em cidadania e em equidade nos direitos e oportunidades.

A lógica funcional e operacional deste sucinto Guia de

Intervenção Precoce na Disfunção Visual, também perspetivado para uma teoria e prática educomunicacional inclusiva na família, na escola e na sociedade, consubstancia-se na simbiose essencialmente de um trinómio e três polinómios, em rigor já sentidos, refletidos, exercitados e comprovados pelo próprio autor, mas que, por uma questão científica mais comprovada e alargada a outros domínios, inerentes, deverão ser, a cargo de uma Equipa de Investigação idónea na matéria (a constituir), devidamente investigados e estudados, desenvolvidos e aplicados, validados e implementados, no âmbito da tifloperceptibilidade e da suplência multissensorial das pessoas cegas, o mais precocemente possível e ao longo da vida, num compromisso interdisciplinar sério de intervenção teórico-empírica, assim enunciados e equacionados:

· "Pai + Mãe + Filho cego";

· **"Bebé + Família + Equipas Multidisciplinares + Meio Envolvente"**;

· **"Educomunicação = Educação + Comunicação/TIC + Cultura + Pedagogia comunicacional"**;

· **"Família + Comunidade + Escola + Sociedade + Estado"**.

Neste enquadramento trinomial e polinomial, explicitado ao longo deste repositório educomunicacional, pedagógico e cultural, essencialmente de caráter testemunhal, a já atrás referida Equipa Multidisciplinar de intervenção precoce, de Investigação, desenvolvimento e formação, deverá, por objetivo principal, continuar a investigar, estudar, desenvolver, validar e aplicar teorias e boas práticas reabilitativas e inclusivas na problemática da tiflologia, sendo o seu objeto social, neste sentido, a reabilitação e inclusão, o desenvolvimento de competências pessoais e sociais, inclusive nas denominadas Escolas de Referência, e a divulgação da investigação científica e respetiva aplicação, bem como a produção e distribuição de conteúdos científicos, em estreita cooperação com Centros de Investigação e Formação na área, Escolas Superiores de Comunicação e Educação e Universidades, em Portugal e no estrangeiro.

Assim, neste envolvimento e prossecução dos objetivos enunciados no presente repositório de constatações e de sugestões, o efetivo **talismã** de cada um de nós, para a viabilização desses objetivos, **está** no que cada um de nós **é** e no que, com **esse amuleto** promocional, **conseguirmos** incendiar de **bem** e de **bom** à nossa volta, semeando e cultivando o espírito de inclusão e felicidade pedagógica no ensino/aprendizagem, **no ensinar a aprender a aprender**, no **aprender a ensinar a aprender** na diversidade e equidade. Mas é claro que, neste horizonte de preocupações, já começam a haver inovadores sinais, notáveis reflexões, atuações e realizações, estando a **inovação** e a **notabilidade daquilo** que observamos e pensamos na **universalidade do nosso olhar** e na **dignidade** com que **o** inteligimos, sentimos e concretizamos.

Há livros biopsicossociológicos vivos, singulares, que

se deixam "fechar" para sempre sem nunca terem sido lidos. Mas há livros, teimosamente escritos, que ficam e nos podem amanhecer prescientes e fecundos todos os dias. Um livro escrito é uma memória imperecível de valores humanos, fértil em experiências e teorias da vida, que transporta saberes e promove a inclusão no sentido mais holístico do termo e da imaginação, chegando a consumar-se na esperança possível, ou, mesmo, esperanças possíveis.

Vivo, adormeço e acordo com a esperança no coração. A esperança nunca poderá entender-se como "o mais sórdido dos sentimentos" (Borges, 1899-1986). A sordidade não tem lugar na esperança em dignidade humana, porque essa dignidade é um filtro e um impedimento inexpugnável a todo o tipo de nocividade humana. A esperança "não significa uma promessa", mas "um caminho, uma possibilidade", por vezes "um perigo" (Edgar Morin). A esperança pode ser o sentimento aparentemente vital, que nos ilude na forma de alento alternativo e derradeiro para a evocarmos e nos sentirmos ou fingirmos vencedores. Mas também pode ser, para os cristãos (firmes em consciência na sua fé), um vislumbre expectante ou eventualmente viabilizável... Mas que, não se viabilizando, ser essa constatação entendida, em gratidão, como dádiva apropriada dos desígnios insondáveis de Deus. "Nunca ter sofrido é nunca ter sido abençoado" (Edgar Allan Poe, 1809-1849). Efetivamente, só com dificuldades, obstáculos de toda a ordem, é que conseguimos crescer e concretizar a esperança possível.

Consideramos este livro como uma lição de esperança e ciência (em partilha), e consecução de êxitos na esperança, realizando ciência e esperança para vencer. *«Enquanto houver vontade de lutar, haverá esperança de vencer.»* (Santo Agostinho). Pegando num neologismo de Mia Couto, há que *"abensonhar"* o nascimento de um bebé (de todos os bebés), tenha ele as dificuldades que tiver, a interdisciplinaridade interventiva no seu desenvolvimento, na família, progressivamente na escola, na sociedade, no emprego, na vida ativa e qualidade de vida. Diz Jurgen Moltmann (nascido em 8 de abril de 1926 em Hamburgo/Alemanha) que *«a meta da missão cristã não é simplesmente uma salvação individual, pessoal, nem tão-pouco espiritual; é a realização da esperança da socialização de toda a humanidade e da paz no mundo.».* *"Abensonhemos"* a vida a vencer na esperança e na ciência, na paz e justiça social, no equacionamento sinergético das hipóteses, valências e mais-valias interventivas (umas mais esbatidas e outras mais veementes), abertamente expostas neste livro, que também pretende ser um dinamizador da esperança e da ciência na precoce e premente intervenção na solução urgente dos problemas tifloinclusivos nele enunciados. *«A Ciência é a razão do Mundo, a Arte a sua alma.»* (Máximo Gorki, 1868-1936). Não nos pode faltar Arte, Ciência e Esperança na vida. *«Nada se consegue no mundo sem ser pela esperança.»* (Martin Luther King, Jr., 1929-1968). Aliás, reforçando esta convicção, Tagore (1861-1941) asseverara que *«cada criança, ao nascer, traz-nos a mensagem de que Deus não perdeu esperança nos homens».* A esperança também reside no êxito da partilha deste livro. Neste propósito, cabe ainda referir uma outra afirmação de Tagore: *«Tudo o que acumulamos para nós mesmos separa-nos dos outros».*

Eis, pois, a razão desta proposta de partilha.

Este livro é uma perspetiva teórico-empírica de vida, que evidencia uma elucidativa e consistente experiência de vida e em que a prática quotidiana é ciência e esperança, visando o inclusivo desenvolvimento educomunicacional e cultural da criança com necessidades visuais, em todos os contextos e situações, de modo a valorizar-se mais a diversidade e a promover-se mais a equidade, em cidadania e dignidade humana, gratidão e humanização.

Para terminar, partilho ainda o seguinte, o que escrevi em 06.06.2018:

«Nasci "lá atrás do sol-posto"... Em cada momento, sou as circunstâncias e as sinergias circunstanciais específicas desse momento, mas procurando estar e sentir-me sempre acima dessas circunstâncias e ingrediências motivacionais, que me fortalecem na dignificação da vida humana.».

Para além das circunstâncias que somos, ou daquelas que nos fazem ser, somos o que lemos, o que conhecemos, o que sabemos, o que pesquisamos e investigamos, o que pensamos e hipotisamos, o que experienciamos, o que produzimos e partilhamos.

É nesta medida prática e teórica, de alerta e partilha, que concebi este livro. Gratifica-me profundamente poder partilhar o seu conteúdo. Mas gratificar-me-á mais ainda se porventura eu vier a merecer, de quem o lê e o utiliza - na prática interventiva no terreno ou em questões teórico-empíricas de partida para o aprofundamento investigacional neste domínio -, as possíveis sugestões científicas e de boas práticas inclusivas, que me possam chegar, designadamente de pais, pediatras, educadores de infância, professores de educação especial e inclusiva, *designers*, técnicos de reabilitação, de orientação e mobilidade, investigadores e outros profissionais na área da deficiência visual, para, em conjunto, podermos ir atualizando e melhorando este sentido e sério contributo para um efetivo "Guia Pedagógico", em prol de uma sociedade para todos: com iguais direitos sociais e políticos para todos os cidadãos; com educação cívica e formativa, paz e justiça social para todos; com a legal e natural abrangência interventiva na sua ação valorativa da diversidade e promotora da equidade; sem "nichos" de fragilidades ou desvantagens humanas olhados ou protegidos em "mundos" à parte; sem rótulos marginalizantes; sem comiserações ou caridades negligentes ou disfarçadas; sem reservas... Uma sociedade livre, viva e empreendedora, construtiva, holisticamente inclusiva, sã e plural, com o legítimo lugar para todos.

Estamos bem cientes de que **longo é o caminho para a inclusão** no sentido holístico que a pensamos e pela qual imensamente lutamos, porque **breve e efémero é o das palavras e ações**, ainda que por vezes ousadas e persistentes nesse processo. **Justificar o conceito de inclusão** é, quase sempre, **continuar a excluir**. Só a **naturalidade no relacionamento e interação** entre as pessoas **com** e **sem** deficiência poderá ser a "charrua" e a "grade" nesse caminho. E isso só se resolve com **educação** e **cultura desde o berço**. Mas porque a **Força** dos exemplos sempre esclarece e suscita curiosidade frutífera, pesquisa, estudo, investigação e desenvolvimento, **acreditamos** que, com muito empenho e desempenho, e com cada vez mais coração e esperança, arte e ciência em trabalho coletivo na intervenção precoce em educomunicação, pedagogia e cultura, **conseguiremos**, na influência e conjugação interdisciplinar de vontades e sinergias específicas, alcançar sucessivas metas de êxito. **Conseguiremos** ignorar cansaços e **ir** contribuindo para o polimento de "pedregulhos" (de natureza pessoal e institucional, nos emergentes imperativos da vida) e progressiva purificação do espírito de inclusão no empreendedorismo social para o bem-estar humano. **Conseguiremos ir** atravessando "*os muros invisíveis de que os reais são feitos*" (Eduardo Lourenço), com a "*universalidade do olhar*" que pensarmos e objetivarmos, em realizações concretas, essa árdua e complexa caminhada até, um dia, nos **encontrarmos todos** no **Mundo da qualidade de vida para todos**, em que, na forma de boas vindas e afetuoso acolhimento, a "*Eutopia*" e o "*Felicitante*" **nos abraçarão naturalmente a todos**. Numa propositada redundância, somos impulsionados pela utopia (quem não sonha nada realiza) para nela viajarmos, com perspetiva, à procura da realidade em que a "Eutopia" nos abrace e nos coloque nesse Mundo "Felicitante" para todos.

CAPÍTULO IV

REFERÊNCIAS BIBLIOGRÁFICAS E WEB-GRÁFICAS BÁSICAS

AFFONSO, Dolores (2018). *Comunicação organizacional inclusiva*. In: Dicionário de Conceitos, Nomes e Fontes para a Inclusão: Humanizar a Vida em Cidadania e no Prazer Solidário de Existir. Almada/Portugal: EDLARS – Educomunicação e Vida; pp. 153-158 (Em distribuição pela Amazon/Espanha).

AMADO, Maria C.T.M. Romeiras da Costa (2018a). *Azevedo, José Álvares de*. In: Dicionário de Conceitos, Nomes e Fontes para a Inclusão: Humanizar a Vida em Cidadania e no Prazer Solidário de Existir. Almada/Portugal: EDLARS – Educomunicação e Vida; pp. 57-58 (Em distribuição pela Amazon/Espanha).

AMADO, Maria C.T.M. Romeiras da Costa (2018b). *Saunderson, Nicholas*. In: Dicionário de Conceitos, Nomes e Fontes para a Inclusão: Humanizar a Vida em Cidadania e no Prazer Solidário de Existir. Almada/Portugal: EDLARS – Educomunicação e Vida; pp. 569-570 (Em distribuição pela Amazon/Espanha).

AMADO, Maria C.T.M. Romeiras da Costa (2013). **Hide and Seek: Normality issues and global discourses on blind school modern projects (late 18th-19th centuries)** [Tese de Doutoramento em Ciências da Educação, Especialidade História da Educação, defendida em março de 2013]. Lisboa: Instituto de Educação da Universidade Clássica.

AMADO, Maria C.T.M. Romeiras da Costa (2008). **Escritos em Branco: Rupturas da Ciência e da Pedagogia no Portugal Oitocentista: o Ensino para Cegos no Asilo-Escola António Feliciano de Castilho (1888-1930)** [Dissertação de Mestrado em Ciências da Educação, defendida em março de 2008]. Lisboa: Faculdade de Psicologia e Ciências da Educação da Universidade Clássica.

AMARAL, Maria de São José M.L. da Silva (2018). *Deficiência*. In: Dicionário de Conceitos, Nomes e Fontes para a Inclusão: Humanizar a Vida em Cidadania e no Prazer Solidário de Existir. Almada/Portugal: EDLARS – Educomunicação e Vida; pp. 194 (Em distribuição pela Amazon/Espanha).

AMARAL, Maria de São José M.L. da Silva & GUERREIRO, Augusto Deodato (2018). *Tecnologia de apoio*. In: Dicionário de Conceitos, Nomes e Fontes para a Inclusão: Humanizar a Vida em Cidadania e no Prazer Solidário de Existir. Almada/Portugal: EDLARS – Educomunicação e Vida; pp. 645-646 (Em distribuição pela Amazon/Espanha).

AMARAL, Maria de São José M.L. da Silva (2016). **Contexto Científico Tecnológico e Eliminação das Barreiras Sociocomunicacionais para as Pessoas com Défice Visual: Relevância das Tecnologias de Apoio** [Tese de Doutoramento em Ciências da Informação, defendida em janeiro de 2016]. Madrid: Departamento de Periodismo III da Faculdade de Ciências da Informação da Universidade Complutense.

ANTUNES, Ana Sofia (2018). *Política e Inclusão*. In: Dicionário de Conceitos, Nomes e Fontes para a Inclusão: Humanizar a Vida em Cidadania e no Prazer Solidário de Existir. Almada/Portugal: EDLARS – Educomunicação e Vida; pp. 529 (Em distribuição pela Amazon/Espanha).

ANTUNES, Manuel de Azevedo (2018). *Museologia e acessibilidade: o Museu Etnográfico de Vilarinho da Furna – Um museu para todos*. In: Dicionário de Conceitos, Nomes e Fontes para a Inclusão: Humanizar a Vida em Cidadania e no Prazer Solidário de Existir. Almada/Portugal: EDLARS –

Educomunicação e Vida; pp. 437-456 (Em distribuição pela Amazon/Espanha).

BAPTISTA, José António (2001). *A invenção do braille e a sua importância na vida dos cegos.* «Poliedro: Revista de Tiflologia e Cultura». Porto: Centro Prof. Albuquerque e Castro - Edições Braille da Santa Casa da Misericórdia, nº 469, Janeiro; pp. 1-29. (Opúsculo de 16 páginas editado pela Comissão de Braille em 2000).

BAPTISTA, José António (1997). *Necessidades específicas dos estudantes deficientes visuais.* «Poliedro: Revista de tiflologia e cultura». Porto: Centro Prof. Albuquerque e Castro - Edições Braille, nº 425, Janeiro; pp. 1-25 (Conferência proferida na Faculdade de Letras da Universidade do Porto no âmbito das Jornadas para a Integração dos Deficientes Visuais promovidas pelo Serviço de Apoio ao Estudante Deficiente Visual).

BAPTISTA, José António (1992). *As exposições de arte e os deficientes visuais.* «Poliedro: Revista de Tiflologia e Cultura». Porto: Centro Prof. Albuquerque e Castro - Edições Braille, nº 375, Junho 1992; pp. 1-18.

BAPTISTA, José António (1991). *Problema tiflológico português: problemas dos cegos e problemas do associativismo.* «Poliedro: Revista de Tiflologia e Cultura». Porto: Centro Prof. Albuquerque e Castro - Edições Braille, nº 367, Outubro 1991; pp. 1-13.

BAPTISTA, José António (1989). *A cultura como veículo de integração da pessoa cega na sociedade.* «Poliedro: Revista de Tiflologia e Cultura». Porto: Centro Prof. Albuquerque e Castro - Edições Braille, nº 339, Março 1989; pp. 1-20. (Conferência integrada no programa das comemorações do 1º Centenário da Associação Promotora do Ensino dos Cegos, organizado em colaboração com a Câmara

Municipal de Lisboa, e proferida na Biblioteca Municipal Camões em 9 de Novembro de 1988).

BAPTISTA, José António (1988). *Albuquerque e Castro e o problema dos cegos portugueses.* «Poliedro: Revista de Tiflologia e Cultura». Porto: Centro Prof. Albuquerque e Castro - Edições Braille, nº 327, Fevereiro 1988; pp. 1-10.

BAPTISTA, José António (1984). *Pierre Villey e a educação dos cegos.* «Poliedro: Revista de Tiflologia e Cultura». Porto: Centro Prof. Albuquerque e Castro - Edições Braille, nºs 284-290 Março-Abril-Maio-Junho-Julho-Agosto-Setembro-Outubro; pp. 1-10; pp. 1-5; pp. 1-5; pp. 1-5; pp. 1-5; pp. 1-15; pp. 1-8.

BESSA, Fernanda (2018). *Causa Maior (ONGD) e a CPLP.* **In**: Dicionário de Conceitos, Nomes e Fontes para a Inclusão: Humanizar a Vida em Cidadania e no Prazer Solidário de Existir. Almada/Portugal: EDLARS – Educomunicação e Vida; pp. 77-79 (Em distribuição pela Amazon/Espanha).

BORGES, António (2018). *Tecnologia assistiva.* **In:** Dicionário de Conceitos, Nomes e Fontes para a Inclusão: Humanizar a Vida em Cidadania e no Prazer Solidário de Existir. Almada/Portugal: EDLARS – Educomunicação e Vida; pp. 644-645 (Em distribuição pela Amazon/Espanha).

BORGES, Anselmo (2016). *Utopias, distopias, retropia.* «Diário de Notícias». Lisboa: publicado em 22.10.2016.

BRUNO, Marilda Moraes Garcia (1997). **Deficiência Visual: Reflexão sobre a Prática Pedagógica!** São Paulo: Laramara.

CARDOSO, Maria Manuela Varela Pereira (2009). **O Bebé Cego no Primeiro Ano de Vida: Intervenção Precoce no Desenvolvimento Sensorial e Cognitivo e na**

Sociocomunicabilidade [Dissertação de Mestrado em Comunicação Alternativa e Tecnologias de Apoio]. Lisboa: Escola de Comunicação, Arquitetura, Artes e Tecnologias da Informação da Universidade Lusófona de Humanidades e Tecnologias.

CARVALHO, Ana Cristina F. T. et al. (2006). **Necessidades Especiais de Educação: Práticas de Sucesso**. Lisboa: Ministério da Educação – DGIDC-DSEEASE.

CARVALHO, Francisco (2007). **Escola para Todos?: A Educação de Crianças com Deficiência na Perspectiva da Ecologia Humana**. Lisboa: Secretariado Nacional para a Reabilitação e Integração das Pessoas com Deficiência.

CARVALHO, Jorge Vilela de (2018a). *Desporto adaptado.* **In**: Dicionário de Conceitos, Nomes e Fontes para a Inclusão: Humanizar a Vida em Cidadania e no Prazer Solidário de Existir. Almada/Portugal: EDLARS – Educomunicação e Vida; pp. 204-205 (Em distribuição pela Amazon/Espanha).

CARVALHO, Jorge Vilela de (2018b). *Desporto para cegos e com baixa visão.* **In**: Dicionário de Conceitos, Nomes e Fontes para a Inclusão: Humanizar a Vida em Cidadania e no Prazer Solidário de Existir. Almada/Portugal: EDLARS – Educomunicação e Vida; pp. 205 (Em distribuição pela Amazon/Espanha).

CARVALHO, Miguel (2008). *Dom Manuel Clemente: Há razões para a contestação social?* «Visão Braille». Porto: CPAC, ano 4, nº 47 Dezembro 2008; p. 41.

CASTRO, J. de Albuquerque e (1976a). **Os Cegos como Cidadãos e como Homens.** Porto: Centro Prof. Albuquerque e Castro - Edições Braille. (Conferência realizada no Clube Fenianos Portuenses, em 21 de Outubro de 1948, e impressa em caracteres comuns pela Imprensa

Social, Secção da Coop. do Povo Portuense, em 1951).

CASTRO, J. de Albuquerque e (1976b). **A Educação dos Cegos e a sua Recuperação para a Vida: Aspectos Fundamentais da Assistência Tiflológica.** Porto: Centro Prof. Albuquerque e Castro - Edições Braille. (Conferência realizada no Clube Fenianos Portuenses, em 29 de Janeiro de 1951, e impressa em caracteres comuns pela Imprensa Social, Secção da Coop. do Povo Portuense, em 1951).

CASTRO, J. de Albuquerque e (1963). *Bivalência do esquema integrador dos cegos na vida social.* «Poliedro: Revista de Tiflologia e Cultura». Porto: Centro de Produção do Livro para o Cego, nº 68, Junho; pp. 1-10.

CASTRO, J. de Albuquerque e (1962). *Educação para a vida.* «Poliedro: Revista de Tiflologia e Cultura». Porto: Centro de Produção do Livro para o Cego, nº 54, Janeiro; pp. 1-7.

CASTRO, J. de Albuquerque e (1961). *O alfabeto braille: sua génese seu significado.* «Poliedro: Revista de Tiflologia e Cultura». Porto: Centro de Produção do Livro para o Cego, nº 44, Janeiro; pp. 1-9. Nº 46, Abril; pp. 1-8. Nº 48, Junho; pp. 1-8.

CASTRO, J. de Albuquerque e (1960). *Os cegos e o seu direito.* «Poliedro: Revista de Tiflologia e Cultura». Porto: Centro de Produção do Livro para o Cego, nº 42, Novembro; pp. 1-7.

CASTRO, J. de Albuquerque e (1958). *Alguns apontamentos sobre o problema tiflológico português.* «Poliedro: Revista de Tiflologia e Cultura». Porto: Centro de Produção do Livro para o Cego, nº 14, Janeiro; pp. 1-5. Nº 16, Abril; pp. 1-5. Nº 18, Junho; pp. 1-5. Nº 20, Agosto-Setembro; pp. 1-8.

CASTRO, J. de Albuquerque e (1938). *Considerações tiflopedagógicas.* «Revista dos Cegos». Lisboa: Associação Promotora do Ensino dos Cegos, nº 22, Outubro; pp. 12-18.

CASTRO, J. de Albuquerque e (1937). *Considerações sobre tiflo-pedagogia.* «Revista dos Cegos». Lisboa: Associação Promotora do Ensino dos Cegos, nº 15, Janeiro; pp. 9-16.

CASTRO, J. de Albuquerque e (1936). *A escrita em relêvo antes e depois de Luiz Braille.* «Revista dos Cegos». Lisboa: Associação Promotora do Ensino dos Cegos, nº 12, Abril; pp. 2-11.

CASTRO, J. de Albuquerque e (1935). *O esperanto e os cegos.* «Revista dos Cegos». Lisboa: Associação Promotora do Ensino dos Cegos, nº 7, Janeiro; pp. 13-18

COELHO, Vítor (2018). *Centro de Produção de Material (CPM) – Centro Regional e Segurança Social de Lisboa e Vale do Tejo.* In: Dicionário de Conceitos, Nomes e Fontes para a Inclusão: Humanizar a Vida em Cidadania e no Prazer Solidário de Existir. Almada/Portugal: EDLARS – Educomunicação e Vida; pp. 93-94 (Em distribuição pela Amazon/Espanha).

COHEN, H. (2001). **Neurociência para Fisioterapeutas**. São Paulo: Manolle.

COSTA, Susana Albertina Juzarte (2016). **Todos à Procura de um Caminho: Acessibilidades e Usabilidade da Cidade para Deficientes Visuais** [Dissertação de Mestrado em Comunicação Alternativa e Tecnologias de Apoio]. Lisboa: Escola de Comunicação, Arquitetura, Artes e Tecnologias da Informação da Universidade Lusófona de Humanidades e Tecnologias.

COUTO, Mia (1997). **Histórias Abensonhadas**. Lisboa: Caminho.

CUNHA, A. C. B. & ENUMO, S. R. F. (2003). *Desenvolvimento da Criança com Deficiência Visual e Interação Mãe-Criança: Algumas Considerações*. Psicologia, Saúde & Doenças, vol. 4, nº 1. [Disponível em: <http://www.sp-ps.com/pdf/PSD-IV-1/quatro-1-3.pdf>].

Decreto nº 18373/1930, de 22 de Maio, Ministério da Instrução Pública, Secretaria Geral, «Diário do Governo», I Série, nº 117; pp. 923.

Decreto nº 292/1894, de 22 de Dezembro, «Diário do Governo».

Decreto-Lei nº 126/2017, de 4 de outubro, «Diário da República», I Série, pp. 5594.

Decreto-Lei nº 3/2008, de 7 de Janeiro, «Diário da República».

Decreto-Lei nº 319/1991, de Agosto, «Diário da República».

Decreto-Lei nº 54/2018, de 6 de julho, «Diário da República».

DIDEROT, Denis (1972). **Pensées Philosophiques: Addition aux Pensées Philosophiques. Lettre sur les Aveugles: Additions à la Lettre sur les Aveugles. Supplément au Voyage de Bougainville.** Paris: Flammarion.

DUARTE, Paula Taborda & CRUZ, Maria Manuela (1994). **João dos Santos: O Prazer de Existir, a Vida e a Obra, Percurso Humano e Profissional**. Lisboa: Liga Portuguesa de Deficientes Motores e Colégio Eduardo Claparède.

EKUI. Ver https://ekui.pt/.

ESTRELA, Rui (2018a). *Ética na comunicação empresarial e*

em cidadania inclusiva. In: Dicionário de Conceitos, Nomes e Fontes para a Inclusão: Humanizar a Vida em Cidadania e no Prazer Solidário de Existir. Almada/Portugal: EDLARS – Educomunicação e Vida; pp. 245-252 (Em distribuição pela Amazon/Espanha).

ESTRELA, Rui (2018b). *Publicidade e inclusão.* In: Dicionário de Conceitos, Nomes e Fontes para a Inclusão: Humanizar a Vida em Cidadania e no Prazer Solidário de Existir. Almada/Portugal: EDLARS – Educomunicação e Vida; pp. 539-543 (Em distribuição pela Amazon/Espanha).

FEITOSA, Anna (2018). *Inclusão e bem-estar.* In: Dicionário de Conceitos, Nomes e Fontes para a Inclusão: Humanizar a Vida em Cidadania e no Prazer Solidário de Existir. Almada/Portugal: EDLARS – Educomunicação e Vida; pp. 333-334 (Em distribuição pela Amazon/Espanha).

FONSECA, Matoso da (1936). *Charles Barbier: inventor da escrita em pontos.* «Revista dos Cegos». Lisboa: Associação Promotora do Ensino dos Cegos, nº 11 Janeiro; pp. 2-8.

FONSECA, Matoso da (1935). *Sobre o sentido dos obstáculos.* «Revista dos Cegos». Lisboa: Associação Promotora do Ensino dos Cegos, nº 10 Outubro; 2-10.

FONSECA, Vítor da (2017a). *Aprendizibilidade.* In: Dicionário de Conceitos, Nomes e Fontes na Deficiência em Geral / Dir. científica Augusto Deodato Guerreiro (Suporte eletrónico com o ISBN 978-972-95206-8-6). Formato PDF no Blog: deodatoguerreiro.blogspot.pt.

FONSECA, Vítor da (2017b). *Dificuldades de aprendizagem específicas.* In: Dicionário de Conceitos, Nomes e Fontes na Deficiência em Geral / Dir. científica Augusto Deodato Guerreiro (Suporte eletrónico com o ISBN 978-972-95206-8-6). Formato PDF no Blog: deodatoguerreiro.blogspot.pt.

FONSECA, Vítor da (2017c). *Modificabilidade*. **In**: Dicionário de Conceitos, Nomes e Fontes na Deficiência em Geral / Dir. científica Augusto Deodato Guerreiro (Suporte eletrónico com o ISBN 978-972-95206-8-6). Formato PDF no Blog: deodatoguerreiro.blogspot.pt.

FONSECA, Vítor da (1999a). **Aprender a Aprender a Educação Cognitiva**. Lisboa: Editorial Notícias.

FONSECA, Vítor da (1999b). **Perturbações do Desenvolvimento e da Aprendizagem: Tendências Filogenéticas e Ontogenéticas**. Lisboa: Faculdade de Motricidade Humana/UTL.

FONSECA, Vítor da (1994). *Psicomotricidade e psiconeurologia: introdução ao sistema psicomotor humano (SPMH)*. «Revista Neuropsiquiátrica da Infância e Adolescência». 2 (3); pp. 23-33.

FRAGOSO, Margarida (2012). **Design Gráfico em Portugal: Formas e Expressões da Cultura Visual do Século XX**. Lisboa: Livros Horizonte.

GUERREIRO, Augusto Deodato (2018a). *Humanizar a vida em cidadania e no prazer solidário de existir*. **In**: Dicionário de Conceitos, Nomes e Fontes para a Inclusão: Humanizar a Vida em Cidadania e no Prazer Solidário de Existir. Almada/Portugal: EDLARS – Educomunicação e Vida; pp. 313-326 (Em distribuição pela Amazon/Espanha).

GUERREIRO, Augusto Deodato (2018b). *Humanizar a vida: no prazer solidário de existir*. «Revista Louis Braille». Lisboa: ACAPO, nº 24 (Suporte eletrónico); pp. 16-19.

GUERREIRO, Augusto Deodato (2018c). *Sistema Braille*. **In**: Dicionário de Conceitos, Nomes e Fontes para a Inclusão: Humanizar a Vida em Cidadania e no

Prazer Solidário de Existir. Almada/Portugal: EDLARS – Educomunicação e Vida; pp. 636-637 (Em distribuição pela Amazon/Espanha).

GUERREIRO, Augusto Deodato (2017a). *Bengala branca*. In: Dicionário de Conceitos, Nomes e Fontes na Deficiência em Geral (Suporte eletrónico com o ISBN 978-972-95206-8-6). Formato PDF no Blog: deodatoguerreiro.blogspot.pt.

GUERREIRO, Augusto Deodato (2017b). *Cão-guia*. In: Dicionário de Conceitos, Nomes e Fontes na Deficiência em Geral (Suporte eletrónico com o ISBN 978-972-95206-8-6). Formato PDF no Blog: deodatoguerreiro.blogspot.pt.

GUERREIRO, Augusto Deodato, Dir. (2017c). **Comunicação Inclusiva em Intervenção Precoce na Infância: Desafios e Propostas** / Org. e Dir. científica de Augusto Deodato Guerreiro. Lisboa: Edições Universitárias Lusófonas/ULHT (Em distribuição pela Amazon/Espanha).

GUERREIRO, Augusto Deodato (2017d). *Educomunicação inclusiva*. In: Dicionário de Conceitos, Nomes e Fontes na Deficiência em Geral (Suporte eletrónico com o ISBN 978-972-95206-8-6). Formato PDF no Blog: deodatoguerreiro.blogspot.pt.

GUERREIRO, Augusto Deodato (2017e). *Literacia braille e inclusão*. In: Dicionário de Conceitos, Nomes e Fontes na Deficiência em Geral (Formato eletrónico com o ISBN 978-972-95206-8-6). PDF no Blog: deodatoguerreiro.blogspot.pt].

GUERREIRO, Augusto Deodato (2017f). *Nota prévia*. In: Dicionário de Conceitos, Nomes e Fontes na Deficiência em Geral (Suporte eletrónico com o ISBN 978-972-95206-8-6). Formato PDF no Blog: deodatoguerreiro.blogspot.pt.

GUERREIRO, Augusto Deodato (2017g). *Pensamento nº 191*. In: Pensamentos: Cronologia I. Almada: EDLARS -

Educomunicação e Vida (Suporte eletrónico com o ISBN: 978-972-95206-9-3). Formato PDF no Blog: deodatoguerreiro.blogspot.pt.

GUERREIRO, Augusto Deodato (2017h). *Tiflografia*. In: Dicionário de Conceitos, Nomes e Fontes na Deficiência em Geral (Suporte eletrónico com o ISBN 978-972-95206-8-6). Formato PDF no Blog: deodatoguerreiro.blogspot.pt.

GUERREIRO, Augusto Deodato (2017i). *Pensamento nº 27*. In: Pensamentos: Cronologia I. Almada: EDLARS – Educomunicação e Vida (Suporte eletrónico com o ISBN: 978-972-95206-9-3). Formato PDF no Blog: deodatoguerreiro.blogspot.pt.

GUERREIRO, Augusto Deodato (2017j). *Pensamento nº 71*. In: Pensamentos: Cronologia I. Almada: EDLARS – Educomunicação e Vida (Suporte eletrónico com o ISBN: 978-972-95206-9-3). Formato PDF no Blog: deodatoguerreiro.blogspot.pt.

GUERREIRO, Augusto Deodato (2017k). *Pensamento nº 44*. In: Pensamentos: Cronologia I. Almada: EDLARS – Educomunicação e Vida (Suporte eletrónico com o ISBN: 978-972-95206-9-3). Formato PDF no Blog: deodatoguerreiro.blogspot.pt.

GUERREIRO, Augusto Deodato (2016). *À luz da acessibilidade e da usabilidade em cidades/espaços urbanos: ecologia comunicacional inclusiva*. In: M. OLiveira & S. Pinto (Eds.), Atas do Congresso Internacional Comunicação e Luz (pp. 215-227). Braga: CECS da Universidade do Minho.

GUERREIRO, Augusto Deodato (2015). *European intellectual platform for professionals in the field of typhlology: a challenge/proposal*. R-LEGO - «Revista

Lusófona de Economia e Gestão das Organizações». Lisboa: ULHT, nº 1 Outubro; ISSN 2183-5845.

GUERREIRO, Augusto Deodato (2014a). **História Breve dos Meios de Comunicação: Da Imanência Pensante à Sociedade em Rede**. Almada: EDLARS - Educomunicação e Vida.

GUERREIRO, Augusto Deodato 2014b). *Num polinómio educomunicacional e cultural, uma perspetiva inclusiva para uma teoria do desenvolvimento humano na sociedade de todos* (Vídeo/45 minutos, com legendas e tradução em LIBRAS). In: I Congresso de Acessibilidade Online. Rio de Janeiro/Brasil: realizado nos dias 21 a 27 de setembro.

GUERREIRO, Augusto Deodato (2013a). *Especificidades Comunicacionais na Educomunicação no Século XXI*. «Poliedro: Revista de Tiflologia e Cultura». Porto: Centro Prof. Albuquerque e Castro - Edições Braille, nº 610 Novembro; pp. 5-38.

GUERREIRO, Augusto Deodato (2013b). *Especificidades educomunicacionais inclusivas num desenvolvimento humano mais universal*. **In**: Atas do «8º Congresso SOPCOM». Lisboa: ESCS, realizado nos dias 17 a 19 de Outubro.

GUERREIRO, Augusto Deodato (2013c). *Num novo paradigma para o desenvolvimento humano: "Comunicação e Cultura Inclusivas"*. «ResPública: Revista de Ciência Política, Segurança e Relações Internacionais». (Tema "Paradigmas do Mundo Actual"). Lisboa: Cofac - Cooperativa de Formação e Animação Cultural / Departamento de Ciência Política, Segurança e Relações Internacionais da ULHT, nº 11 2011 [publicado em 2013]; pp. 51-66.

GUERREIRO, Augusto Deodato (2012). **Comunicação e**

Cultura Inclusivas. Lisboa: Edições Universitárias Lusófonas/ULHT.

GUERREIRO, Augusto Deodato (2011a). **Literacia Braille e Inclusão: Para um Estudo Histórico-Cultural e Científico da Tiflografia, Tiflologia, Infotecnologia e Equipamentos Culturais em Portugal**. Lisboa: Câmara Municipal - DMC/GRC.

GUERREIRO, Augusto Deodato (2011b). *Tifloperceptibilidade avançada vs sociocomunicabilidade, inclusão e qualidade de vida*. In: Comunicar e Interagir: Um Novo Paradigma para o Direito à Participação Social das Pessoas com Deficiência / Org. e Dir. Augusto Deodato Guerreiro. Lisboa: Edições Universitárias Lusófona/ULHT; pp. 16-49.

GUERREIRO, Augusto Deodato (1989). *A tiflografia e o progresso da tiflologia*. Conferência proferida na Casa Veva de Lima e na UITI em 1989 [Assunto inserido na temática da Crónica Semanal «A Cultura e a Vida» (a princípio no programa «Frente ao Vento» e mais tarde no programa «Caminho Livre») que, de Maio a Setembro de 1989, o autor realizou na estação radiofónica Orbital (101.9) da área da Grande Lisboa].

GUERREIRO, Maria de Lurdes Ribeiro Fernandes (2018a). *Biblioteca Sonora Digital da Biblioteca Pública Municipal do Porto*. In: Dicionário de Conceitos, Nomes e Fontes para a Inclusão: Humanizar a Vida em Cidadania e no Prazer Solidário de Existir. Almada/Portugal: EDLARS – Educomunicação e Vida; pp. 63-64 (Em distribuição pela Amazon/Espanha).

GUERREIRO, Maria de Lurdes Ribeiro Fernandes (2018b). *Centro Prof. Albuquerque e Castro – Edições Braille (CPAC)*. In: Dicionário de Conceitos, Nomes e Fontes para a

Inclusão: Humanizar a Vida em Cidadania e no Prazer Solidário de Existir. Almada/Portugal: EDLARS – Educomunicação e Vida; pp. 95-96 (Em distribuição pela Amazon/Espanha).

GUERREIRO, Maria de Lurdes Ribeiro Fernandes (2018c). *Competências biblioinclusivas*. In: Dicionário de Conceitos, Nomes e Fontes para a Inclusão: Humanizar a Vida em Cidadania e no Prazer Solidário de Existir. Almada/Portugal: EDLARS – Educomunicação e Vida; pp. 138-140 (Em distribuição pela Amazon/Espanha).

GUERRINHA, Dalila de Jesus (2018). *Núcleo de Apoio ao Professor Deficiente Visual (NAPDV)*. In: Dicionário de Conceitos, Nomes e Fontes: Humanizar a Vida em Cidadania e no Prazer Solidário de Existir. Almada/Portugal: EDLARS – Educomunicação e Vida; pp. 475-493 (Em distribuição pela Amazon/Espanha).

GUERRINHA, Dalila de Jesus (2004). **Uma Luz na História: Joaquim Guerrinha 1913-1976. Um Verdadeiro Impulsionador da Causa dos Cegos em Portugal**. Lisboa: Edições Colibri.

HASSENZAHL, M. (2010). Experience Design: Technology for All the Right Reasons. Morgan and Claypool Publishers.

HENRI, Pierre (1952). La Vie et l'Oeuvre de Louis Braille. Paris: Presses Universitaires de France.

HOLMES, BRYn, et al. (2008). **Ensino Inclusivo para Deficientes Visuais: Guia do Professor** / Bryn Holmes, Luís Botelho Ribeiro, Leonardo Cunha da Silva, Isabel Huet Silva, Dulce Ferreira, José Neves. Guimarães: Edição de Luís Botelho Ribeiro e Editora Cidade Berço.

Lei nº 21/2008, de 12 de Maio, «Diário da República».

LEITE, Manuel da Costa (2018). *Cidades inteligentes*. In:

Dicionário de Conceitos, Nomes e Fontes para a Inclusão: Humanizar a Vida em Cidadania e no Prazer Solidário de Existir. Almada/Portugal: EDLARS – Educomunicação e Vida; pp. 102-103 (Em distribuição pela Amazon/Espanha).

Lew'Lara\TBWA. Ver http://www.braillebricks.com.br/.

MACIEL, Sylas Fernandes (1997). Preparando o Futuro: Orientação para Pais de Crianças Cegas em Idade Pré-Escolar. Alfenas: Universidade de Alfenas, MG.

MAIA, Wagner A. R., Org. (2018). **Inclusão e Reabilitação da Pessoa com Deficiência Visual: Um Guia Prático – 2ª Edição**. Portal da Deficiência Visual – 2018 (Website http://www.deficienciavisual.com.br): Serra Gaúcha, RS, Brasil: Instituto Internacional da Deficiência Visual.

MARQUES, Nuno Filipe da Silva (2012). **A Qualidade de Vida de Adolescentes com Cegueira Congénita ou Precoce em Portugal: Implicações na Construção da Personalidade e da Vida Adulta** [Dissertação de Mestrado em Comunicação Alternativa e Tecnologias de Apoio]. Lisboa: Escola de Comunicação, Arquitetura, Artes e Tecnologias da Informação da Universidade Lusófona de Humanidades e Tecnologias.

MATIAS, Cristina Maria de Sousa e Menezes (2010). **A Pessoa Cega e a Acomodação/Apatia, no Acesso Presencial à Informação e Cultura, em Portugal e no Espaço Europeu** [Dissertação de Mestrado em Comunicação Alternativa e Tecnologias de Apoio]. Lisboa: Escola de Comunicação, Arquitetura, Artes e Tecnologias da Informação da Universidade Lusófona de Humanidades e Tecnologias.

MATOS, Fernando Abreu (2010). *Conclusões do Colóquio «As Escolas de Referência: Uma solução para os alunos com deficiência visual?* **IN**: www.acapo.pt/noticias/coloquio-escolas-de-referencia http://www.acapo.pt/noticias/coloquio-escolas-de-referencia

MENDES, António da Silva (2018a). *Inclusão e democracia.* In: Dicionário de Conceitos, Nomes e Fontes para a Inclusão: Humanizar a Vida em Cidadania e no Prazer Solidário de Existir. Almada/Portugal: EDLARS – Educomunicação e Vida; pp. 434-435 (Em distribuição pela Amazon/Espanha).

MENDES, António da Silva (2018b). *Inclusão sociopolítica.* In: Dicionário de Conceitos, Nomes e Fontes para a Inclusão: Humanizar a Vida em Cidadania e no Prazer Solidário de Existir. Almada/Portugal: EDLARS – Educomunicação e Vida; pp. 337 (Em distribuição pela Amazon/Espanha).

MESQUITA, Maria Helena (2018). *Formação de Professores em Educação Especial.* In: Dicionário de Conceitos, Nomes e Fontes para a Inclusão: Humanizar a Vida em Cidadania e no Prazer Solidário de Existir. Almada/Portugal: EDLARS – Educomunicação e Vida; pp. 255-257 (Em distribuição pela Amazon/Espanha).

MIGUEL, Luísa Maria Pires (2012). **A Criança Cega no Ensino Básico num Processo Inclusivo de Aquisição de Competências Pessoais e Sociais: Estruturar e Potenciar um Ambiente Pessoal de Aprendizagem e Promover as Inerentes Relação Interpessoal e a Cooperação Comunicativa de Espaços Virtuais com e para a Criança Cega** [Dissertação de Mestrado em Comunicação Alternativa e Tecnologias de Apoio]. Lisboa: Escola de Comunicação, Arquitetura, Artes e Tecnologias da Informação da Universidade Lusófona de Humanidades e Tecnologias.

MIRANDA, José A. Bragança de (2018). *Comunicação e*

inclusão - «Para uma Nova Comunicação dos Sentidos». **In**: Dicionário de Conceitos, Nomes e Fontes para a Inclusão: Humanizar a Vida em Cidadania e no Prazer Solidário de Existir. Almada/Portugal: EDLARS – Educomunicação e Vida; pp. 145-153 (Em distribuição pela Amazon/Espanha).

MONTEIRO, Orlando (1974). *A cultura: base da integração social dos cegos*. «Ponto e Som». Lisboa: Área de Deficientes Visuais da Biblioteca Nacional, nºs 2-3, Julho-Outubro; pp. 23-39; pp. 55-79.

MONTORO MARTÍNEZ, Jesús (1991). **Los Ciegos en la Historia**. Madrid: ONCE, 1991 início de publicação (Publicação, cujo número de volumes em caracteres comuns se prevê ser 7 e, em braille, mais de 100, tendo sido publicados, apenas em tinta, o 1º em 1991, o 2º em 1992, o 3º em 1993 e o 4º em 1995).

MOORE, G. T. & GOLLEDGE, R. G. (1976). Envirommental knowing: concepts and theories. In Envirommental: Research and Methods. Stroudsburg: P. A., Dowden, Hutchinson & Ross; pp. 168-180.

MOORE, G. T. (1975). Spatial relations ability and developmental levels of urban cognitive mapping: a research note. «Man-Environment Systems», vol. 5; pp. 247-248.

MOORE, G. T. (1974). The development of environmental knowing: an overview of an interactionalconstructivist theory and some data within-individual development variations. In Psychology and the Built Environment. New York: Eds. D. Canter & T. Lee, Halstead Press; pp. 14-15.

MOORE, G. T. (1973). Developmental Variations Between and Within Individuals in the Cognitive Representation of Large Scale Spatial Environments. New York: Halstead Press.

MOREIRA, Aureliano F. (1968). *Os cegos e a bengala*. «Poliedro: Revista de Tiflologia e Cultura». Porto: Centro de Produção do Livro para o Cego, nº 116, Abril; pp. 15-22.

MOURÃO, Deolinda B. (1982). *Necessidade de um bom sentido do tacto*. «Poliedro: Revista de Tiflologia e Cultura». Porto: Centro Prof. Albuquerque e Castro - Edições Braille, nºs 269-270 Novembro-Dezembro; pp. 1-9; pp. 1-13. (Comunicação apresentada nas «Jornadas Braille» realizadas pela Área de Deficientes Visuais da Biblioteca Nacional, em Lisboa, de 6 a 10 de Abril de 1981).

National Federation of the Blind (Usa) - <http://www.nfb.org/nfb/default.asp> [acedido em 10 de Janeiro de 2011],

NOGUEIRA, Jerónimo (1992). **O Tacto do Sentido: Contornos Tiflológicos de um Filosofema**. Lisboa: Centro de Produção de Material. (Edição em Braille).

NOWILL, Dorina Gouvêa (1970). *Sistema braille: seu uso, produção e distribuição*. «Poliedro: Revista de Tiflologia e Cultura». Porto: Centro de Produção do Livro para o Cego, nºs 138-141, Junho-Julho-Agosto-Setembro-Outubro; pp. 27-33; pp. 27-33; pp. 1-6; pp. 8-13.

NOWILL, Dorin de Gouvêa (1966). *Aspectos pedagógicos da educação de deficientes visuais*. «Poliedro: Revista de Tiflologia e Cultura». Porto: Centro de Produção do Livro para o Cego, nº 100, Agosto-Setembro; pp. 35-46.

OCHAÍTA, Esperanza & HUERTAS, J. A. (1988). *Conocimiento del espacio: representación y movilidad en las personas ciegas*. «Infancia y Aprendizaje», vol. 43; pp. 45-58.

OCHAÍTA, Esperanza (1984). *Una applicación de la teoria piagetiana al estudio del conocimiento espacial en los niños ciegos*. «Infancia y Aprendizaje», vol. 25; pp. 81-104.

OCHAÍTA, Esperanza (1982). **El Conocimiento del Espacio en los Niños Ciegos**. Madrid: Universidad Autónoma.

OLIVA, F. P. (2017a). *Braillística*. In: Dicionário de Conceitos, Nomes e Fontes na Deficiência em Geral / Dir. científica Augusto Deodato Guerreiro (Suporte eletrónico com o ISBN 978-972-95206-8-6). Formato PDF no Blog: deodatoguerreiro.blogspot.pt.

OLIVA, F. P. (2017b). *Braillologia*. In: Dicionário de Conceitos, Nomes e Fontes na Deficiência em Geral / Dir. científica Augusto Deodato Guerreiro (Suporte eletrónico com o ISBN 978-972-95206-8-6). Formato PDF no Blog: deodatoguerreiro.blogspot.pt.

OLIVA, F. P. (2017c). *Pauta braille*. In: Dicionário de Conceitos, Nomes e Fontes na Deficiência em Geral / Dir. científica Augusto Deodato Guerreiro (Suporte eletrónico com o ISBN 978-972-95206-8-6). Formato PDF no Blog: deodatoguerreiro.blogspot.pt.

OLIVA, F. P. (2017d). *Punção braille*. In: Dicionário de Conceitos, Nomes e Fontes na Deficiência em Geral / Dir. científica Augusto Deodato Guerreiro (Suporte eletrónico com o ISBN 978-972-95206-8-6). Formato PDF no Blog: deodatoguerreiro.blogspot.pt.

OLIVA, F. P. (2009). *200 anos do nascimento de Louis Braille: Louis Braille (1809-1852): de um humilde berço ao Panteão Nacional*. «Ponto e Som: Cultura e Informação». nº 140, Janeiro; pp. 12-35.

OLIVA, F. P. (2007). *Varanda do leitor: José Cândido Branco Rodrigues: filantropo, tiflófilo, pedagogo e tiflólogo*. «Ponto e Som: Cultura e Informação». Lisboa: Biblioteca

Nacional de Portugal/Área de Leitura para Deficientes Visuais, nº 134, Julho; pp. 51-76.

OLIVA, F. P. (2003). **Do Braille à Braillologia**. Lisboa: Secretariado Nacional para a Reabilitação e Integração das Pessoas com Deficiência - Comissão de Braille.

PAIVA, Júlio Damas (2017a). *Escola de cães-guia para cegos em Mortágua*. In: Dicionário de Conceitos, Nomes e Fontes na Deficiência em Geral / Dir. científica Augusto Deodato Guerreiro (Suporte eletrónico com o ISBN 978-972-95206-8-6). Formato PDF oo Blog: deodatoguerreiro.blogspot.pt.

PAIVA, Júlio Damas (2017b). *Orientação e mobilidade*. In: Dicionário de Conceitos, Nomes e Fontes na Deficiência em Geral / Dir. científica Augusto Deodato Guerreiro (Suporte eletrónico com o ISBN 978-972-95206-8-6). Formato PDF no Blog: deodatoguerreiro.blogspot.pt.

PAIVA, Júlio Damas (1994). **Treino de Visão: Análise Comparativa de Utilização do Computador e do Videotelefone no Ensino a Distância de População com Resíduos de Visão** [Dissertação de Mestrado em Educação Especial defendida na FMH/UTL]. Lisboa: Faculdade de Motricidade Humana da Universidade Técnica.

PALMEIRO, João (2018). *Fundação Nossa Senhora da Esperança*. In: Dicionário de Conceitos, Nomes e Fontes para a Inclusão: Humanizar a Vida em Cidadania e no Prazer Solidário de Existir. Almada/Portugal: EDLARS – Educomunicação e Vida; pp. 267-270 (Em distribuição pela Amazon/Espanha).

PEREIRA, Carlos Mourão (2018). *Arquitetura inclusiva*. In: Dicionário de Conceitos, Nomes e Fontes para a Inclusão: Humanizar a Vida em Cidadania e no Prazer Solidário de Existir. Almada/Portugal: EDLARS – Educomunicação e

Vida; pp. 20-21 (Em distribuição pela Amazon/Espanha).

PINTO, Claudino Arieira (2018). *Unidade de Equipamentos e Serviços Tiflotécnicos – Loja de Equipamentos para pessoas cegas e com baixa visão (UEST)*. **In**: Dicionário de Conceitos, Nomes e Fontes para a Inclusão: Humanizar a Vida em Cidadania e no Prazer Solidário de Existir. Almada: EDLARS – Educomunicação e Vida; pp. 660-663 (Em distribuição pela Amazon/Espanha).

PRADIANTE, Vera Lúcia da Conceição (2016). **A Importância do Judo Adaptado no Desenvolvimento Sociocomunicacional e Psicomotor da Pessoa com Défice Visual: Estudo Exploratório** [Dissertação de Mestrado em Comunicação Alternativa e Tecnologias de Apoio]. Lisboa: Escola de Comunicação, Arquitetura, Artes e Tecnologias da Informação da Universidade Lusófona de Humanidades e Tecnologias.

QUEIROZ, Carlos (1984). **Desaparecido. Breve Tratado de Não-Versificação**. Lisboa: Ática. (1º Volume da Obra Poética da Coleção Poesia das Edições Ática, prefaciado por David Mourão-Ferreira).

RAMOS, Catarina (2009). **O Impacto da Comunicabilidade da Pessoa com Afasia na sua Participação: Um Mundo para Além das Palavras** [Dissertação de Mestrado em Comunicação Alternativa e Tecnologias de Apoio defendida na ECATI/ULHT]. Lisboa: Escola de Comunicação, Artes e Tecnologias da Informação da Universidade Lusófona de Humanidades e Tecnologias.

RAMOS, Sónia (2018). *Gestão inclusiva e qualidade de vida*. **In**: Dicionário de Conceitos, Nomes e Fontes para a Inclusão: Humanizar a Vida em Cidadania e no

Prazer Solidário de Existir. Almada/Portugal: EDLARS – Educomunicação e Vida; pp. 280-281 (Em distribuição pela Amazon/Espanha).

RAMOS, Sónia (2008). **O Papel da Comunicação como Suporte à Gestão da Qualidade em Organizações Prestadoras de Serviços** [Dissertação de Mestrado em Comunicação Alternativa e Tecnologias de Apoio defendida na ECATI/ULHT]. Lisboa: Escola de Comunicação, Artes e Tecnologias da Informação da Universidade Lusófona de Humanidades e Tecnologias.

RASTEIRO, Domingos (2018a). *Cidades educadoras*. **In**: Dicionário de Conceitos, Nomes e Fontes para a Inclusão: Humanizar a Vida em Cidadania e no Prazer Solidário de Existir. Almada/Portugal: EDLARS – Educomunicação e Vida; pp. 98 (Em distribuição pela Amazon/Espanha).

RASTEIRO, Domingos (2018b). *Cidades inclusivas*. **In**: Dicionário de Conceitos, Nomes e Fontes para a Inclusão: Humanizar a Vida em Cidadania e no Prazer Solidário de Existir. Almada/Portugal: EDLARS – Educomunicação e Vida; pp. 98-102 (Em distribuição pela Amazon/Espanha).

RASTEIRO, Domingos (2017a). *Intervenção precoce*. **In**: Dicionário de Conceitos, Nomes e Fontes na Deficiência em Geral / Dir. científica Augusto Deodato Guerreiro (Suporte eletrónico com o ISBN 978-972-95206-8-6). Formato PDF no Blog: deodatoguerreiro.blogspot.pt.

RASTEIRO, Domingos (2017b). *Necessidades educativas especiais*. In: Dicionário de Conceitos, Nomes e Fontes na Deficiência em Geral / Dir. científica Augusto Deodato Guerreiro (Suporte eletrónico com o ISBN 978-972-95206-8-6). Formato PDF no Blog: deodatoguerreiro.blogspot.pt.

RODRIGUES, Aquilino Eurico Lopes (2018). *Centro Especializado em Formatos Alternativos (CEFAS)*. In: Dicionário de Conceitos, Nomes e Fontes para a Inclusão: Humanizar a Vida em Cidadania e no Prazer Solidário de Existir. Almada/Portugal: EDLARS – Educomunicação e Vida; pp. 95 (Em distribuição pela Amazon/Espanha).

RODRIGUES, Aquilino Eurico Lopes (2010). **A Interacção Familiar e o Desenvolvimento da Criança com Problemas Visuais: Os Pais como Instrumento Promotor do Desenvolvimento Saudável da Criança e da Qualidade de Vida Familiar (da Gestação aos 10 Anos de Idade)** [Dissertação de Mestrado em Comunicação Alternativa e Tecnologias de Apoio]. Lisboa: Escola de Comunicação, Arquitetura, Artes e Tecnologias da Informação da Universidade Lusófona de Humanidades e Tecnologias.

RODRIGUES, Aquilino Eurico Lopes (1999). *O paradigma da acessibilidade total*. «Poliedro: Revista de Tiflologia e Cultura». Porto: Centro Prof. Albuquerque e Castro - Edições Braille da Santa Casa da Misericórdia, nº 458, Janeiro 2000; p. 1-14 (Trabalho apresentado ao Colóquio «Os Deficientes Visuais e a Leitura», organizado pela Área de Leitura Especial da Biblioteca Nacional e realizado no Auditório desta Biblioteca nos dias 2 e 3 de Dezembro de 1999).

RODRIGUES, Isidro da Eira, Coord. (2009a). **O Braille em Portugal: Exposição Comemorativa do Bicentenário de Louis Braille**. Lisboa: Biblioteca Nacional de Portugal.

(Contém textos de Isidro da Eira Rodrigues, Claudino Arieira Pinto, Mário Sampaio Ribeiro, Filipe P. Oliva, Diogo Salema Cordeiro, Augusto Deodato Guerreiro, publicação no âmbito das iniciativas comemorativas do Bicentenário em referência, num trabalho conjunto da Biblioteca Nacional de Portugal, Gabinete de Referência Cultural da Câmara Municipal de Lisboa, ACAPO, Secção Braille da Biblioteca Municipal de Coimbra, INR, I.P., com os contributos de Filipe Oliva, Fernando Matos e Vítor Reino).

RODRIGUES, Isidro da Eira (2009b). *Recordando Filipe Oliva e Orlando Monteiro e não olvidando Fernando Silva.* «Ponto e Som: Cultura e Informação». Lisboa: Biblioteca Nacional de Portugal/Área de Leitura para Deficientes Visuais, nºs 142-143, Julho-Outubro; p. 5-24 (Edição em braille).

RODRIGUES, Isidro da Eira (2009c). *35 Anos de publicação de "Ponto e Som".* «Ponto e Som: Cultura e Informação». Lisboa: Biblioteca Nacional de Portugal/Área de Leitura de Deficientes Visuais, nº 141, Abril; p. 5-9.

RODRIGUES, Isidro da Eira (1993). *Formação e emprego para deficientes visuais.* «Ponto e Som». Lisboa: Área de Deficientes Visuais da Biblioteca Nacional, nº 77, Abril; p. 35-47. (Edição em braille).

RODRIGUES, Isidro da Eira (1978). *A Liga de Cegos João de Deus e o congresso europeu da Federação Internacional dos Cegos.* «Poliedro: Revista de Tiflologia e Cultura». Porto: Centro Prof. Albuquerque e Castro - Edições Braille, nº 226, Dezembro; p. 36-57.

RODRIGUES, José Cândido Branco (1934). *D. João VI e o ensino dos cegos.* «Revista dos Cegos». Lisboa: Associação Promotora do Ensino dos Cegos, nº 3, Janeiro; p. 15-20. (Edição em braille).

ROGERS, S. J. & PUCHALSKI, C. B. (1988). Development of object permanence in visually impaired infants. «Journal of Visual Impairment and Blindness», vol. 82; pp. 137-142.

ROSÁRIO, Alberto Trovão do (2018). *Causa Maior (ONGD) e a Inclusão*. **In**: Dicionário de Conceitos, Nomes e Fontes para a Inclusão: Humanizar a Vida em Cidadania e no Prazer Solidário de Existir. Almada/Portugal: EDLARS – Educomunicação e Vida; pp. 79-81 (Em distribuição pela Amazon/Espanha).

ROSENCRAZ, D. & SUSLICK, R. (1976). Cognitive models for spatial representations in congenitally blind: adventitiously blind and sighted subjects. «New Outlook for the Blind», vol. 70; pp. 188-194.

ROSSI, Teresinha (1966). *Curso de especialização para o ensino de cegos*. «Poliedro: Revista de Tiflologia e Cultura». Porto: Centro de Produção do Livro para o Cego, nº 100, Agosto-Setembro; pp. 47-51.

RUIVO, João (2018). *Tecnologias e inclusão*. **In**: Dicionário de Conceitos, Nomes e Fontes para a Inclusão: Humanizar a Vida em Cidadania e no Prazer Solidário de Existir. Almada/Portugal: EDLARS – Educomunicação e Vida; pp. 646-649 (Em distribuição pela Amazon/Espanha).

SANTIN, S. & SIMONS, J. N. (1996). Problemas das crianças portadoras de deficiência visual na construção da realidade. «Revista Benjamin Constant». Nº 2 Janeiro.

SANTOS, João dos (1983). **Ensaios Sobre Educação-II: Falar das Letras**. Lisboa: Livros Horizonte.

SANTOS, João dos (1982). **Ensaios Sobre Educação-I: A Criança Quem é?**. Lisboa: Livros Horizonte.

SARAMAGO, José (2016). ***Ensaio sobre a Cegueira***.

Porto: Porto Editora.

SERRANO, Jorge (2018). *Escola inclusiva, diversidade e equidade*. **In**: Dicionário de Conceitos, Nomes e Fontes para a Inclusão: Humanizar a Vida em Cidadania e no Prazer Solidário de Existir. Almada/Portugal: EDLARS – Educomunicação e Vida; pp. 236-240 (Em distribuição pela Amazon/Espanha).

SERRANO, Jorge (2017a). *Educação especial*. **In**: Dicionário de Conceitos, Nomes e Fontes na Deficiência em Geral / Dir. científica Augusto Deodato Guerreiro (Suporte eletrónico com o ISBN 978-972-95206-8-6). Formato PDF no Blog: deodatoguerreiro.blogspot.pt.

SERRANO, Jorge (2017b). *Educação inclusiva*. **In**: Dicionário de Conceitos, Nomes e Fontes na Deficiência em Geral / Dir. científica Augusto Deodato Guerreiro (Suporte eletrónico com o ISBN 978-972-95206-8-6). Formato PDF no Blog: deodatoguerreiro.blogspot.pt.

SILVA, Artur Olímpio Ferreira Gonçalves (2018). *Tifloensino dinâmico (TED)*. **In**: Dicionário de Conceitos, Nomes e Fontes para a Inclusão: Humanizar a Vida em Cidadania e no Prazer Solidário de Existir. Almada/Portugal: EDLARS – Educomunicação e Vida; pp. 654 (Em distribuição pela Amazon/Espanha).

SILVA, Artur Olímpio Ferreira Gonçalves da (2015a). **Ensino da Matemática a Alunos com Necessidades Visuais: Estratégias e Metodologias Dinamizadoras da Aprendizagem** [Doctorado Europeu en Innovación Didáctica en la Sociedad del Conocimiento]. Madrid: Departamento de Didáctica y Organización Escolar de la Faculdad de Educación de la Universidad Complutense.

SILVA, Artur Olímpio Ferreira Gonçalves da (2015b). *O Sistema Braille - um meio fundamental para a inclusão socioprofissional das pessoas cegas.* R-LEGO - «Revista Lusófona de Economia e Gestão das Organizações». Lisboa: ULHT, nº 1 outubro; ISSN 2183-5845; pp. 127-146.

SILVA, Artur Olímpio Ferreira Gonçalves da (2007). **As Pessoas Deficientes Visuais e o Acesso à Informação nas Bibliotecas Municipais de Portugal** [Doctorado en Ciencias de la Información, Documentación, Fundamentos, Tecnología y Aplicaciones]. Madrid: Departamento de Biblioteconomia Y Documentación de la Faculdad de Ciencias de la Información de la Universidad Complutense.

SILVA, Fernando da (1986a). *Tribulações de três bibliotecas braille.* «Poliedro: Revista de Tiflologia e Cultura». Porto: Centro Prof. Albuquerque e Castro - Edições Braille, nºs 308-311, Maio-Junho-Julho-Agosto-Setembro; pp. 1-185; pp. 1-16; pp. 1-13; pp. 1-12. Nºs 313-314, Novembro-Dezembro; pp. 66-73; pp. 56-66.

SILVA, Fernando da (1986b). *Anormalidades numa escola de cegos normais.* «Poliedro: Revista de Tiflologia e Cultura». Porto: Centro Prof. Albuquerque e Castro - Edições Braille, nºs 306-307, Março-Abril; pp. 34-45; pp. 1-9.

SILVA, Fernando da (1982a). *Serviços produtores de materiais audiotácteis.* «Poliedro: Revista de Tiflologia e Cultura». Porto: Centro Prof. Albuquerque e Castro - Edições Braille, nºs 266-268, Julho-Agosto-Setembro-Outubro 1982; pp. 1-16; pp. 1-15; pp. 1-13.

SILVA, Fernando da (1982b). *Necessidade de uma autoridade braille.* «Poliedro: Revista de Tiflologia e Cultura». Porto: Centro Prof. Albuquerque e Castro - Edições Braille, nºs 263-265, Abril-Maio-Junho; pp. 48-61; pp. 1-16; pp. 1-12.

SILVA, Fernando da (1976). *Produção de livros braille na década 1967-76.* «Poliedro: Revista de Tiflologia e Cultura».

Porto: Centro Prof. Albuquerque e Castro - Edições Braille, n° 201, Agosto-Setembro; pp. 69-77.

SILVA, Fernando da (1975-1976). *A organização dos cegos na R.D.A.: impressões duma visita*. «Poliedro: Revista de Tiflologia e Cultura». Porto: Centro Prof. Albuquerque e Castro - Edições Braille, n°s 191-193, Outubro-Novembro-Dezembro; pp. 66-79; pp. 73-81; pp. 51-59. N°s 194-195, Janeiro-Fevereiro; pp. 60-70, pp. 67-76.

SILVA, Fernando da (1974). *Conferência ibero-americana para a unificação do sistema braille*. «Poliedro: Revista de Tiflologia e Cultura». Porto: Centro Prof. Albuquerque e Castro - Edições Braille, n°s 175-177, Fevereiro-Março-Abril-Maio; pp. 61-70; pp. 71-82; pp. 65-75. (Relatório sobre aquele evento realizado em Buenos Aires, de 18 a 23 de Novembro de 1973).

SILVA, José Alberto Cunha e (1997). *Suportes de áudio e sobrevivência da informação*. «Dinamização Cultural: Revista Áudio da Câmara Municipal de Lisboa». Lisboa: Gabinete de Referência Cultural, n°s 76-77, Março-Abril 1997 (Comunicação apresentada na Conferência Nacional «O Som e a Informação», organizada pela Câmara Municipal de Lisboa /«Dinamização Cultural»/ Gabinete de Referência Cultural e realizada no Auditório do Montepio Geral, nos dias 12 e 13 de Dezembro de 1996).

SILVA, Mariana Grilo Caetano da (2015). **C-Braille: Representação das Cores CMYK para Braille: Estudo para a Criação de uma Norma para Aplicação na Deficiência Visual** [Dissertação de Mestrado em Comunicação Alternativa e Tecnologias de Apoio]. Lisboa: Escola de Comunicação, Arquitetura, Artes e Tecnologias da Informação da Universidade Lusófona de Humanidades e Tecnologias.

SNRIPD (1999). **Acessibilidade: Exemplos em Portugal** / Secretariado Nacional para a Reabilitação e Integração das Pessoas com Deficiência. Lisboa: SNRIPD.

THORNTON, Walter (1968). Cure for Blindness. London: Hodder and Stoughton.

TOMÉ, Dolores (2018). *Musibraille*. In: Dicionário de Conceitos, Nomes e Fontes para a Inclusão: Humanizar a Vida em Cidadania e no Prazer Solidário de Existir. Almada/Portugal: EDLARS – Educomunicação e Vida; pp. 465 (Em distribuição pela Amazon/Espanha).

VITAL, Ana Paula, CARVALHAL, António Galhardo & RAMOS, Catarina (2018a). *Apraxia*. In: Dicionário de Conceitos, Nomes e Fontes para a Inclusão: Humanizar a Vida em Cidadania e no Prazer Solidário de Existir. Almada/Portugal: EDLARS – Educomunicação e Vida; pp. 15-16 (Em distribuição pela Amazon/Espanha).

VITAL, Ana Paula, CARVALHAL, António Galhardo & RAMOS, Catarina (2018b). *Disfasia*. In: Dicionário de Conceitos, Nomes e Fontes para a Inclusão: Humanizar a Vida em Cidadania e no Prazer Solidário de Existir. Almada/Portugal: EDLARS – Educomunicação e Vida; pp. 216-218 (Em distribuição pela Amazon/Espanha).

VITAL, Ana Paula & RAMOS, Catarina (2018a). *Comunicação em saúde*. In: Dicionário de Conceitos, Nomes e Fontes para a Inclusão: Humanizar a Vida em Cidadania e no Prazer Solidário de Existir. Almada/Portugal: EDLARS – Educomunicação e Vida; pp. 140-141 (Em distribuição pela Amazon/Espanha).

VITAL, Ana Paula & RAMOS, Catarina (2018b). *Literacia em saúde*. In: Dicionário de Conceitos, Nomes e Fontes para a Inclusão: Humanizar a Vida em Cidadania e no Prazer Solidário de Existir. Almada/Portugal: EDLARS –

Educomunicação e Vida; pp. 383-386 (Em distribuição pela Amazon/Espanha).

VITAL, Ana Paula & RAMOS, Catarina (2018c). *Literacia em saúde inclusiva*. In: Dicionário de Conceitos, Nomes e Fontes para a Inclusão: Humanizar a Vida em Cidadania e no Prazer Solidário de Existir. Almada/Portugal: EDLARS – Educomunicação e Vida; pp. 386-389 (Em distribuição pela Amazon/Espanha).

WEINHOLTZ, Fernando Bivar (2018a). *Classificação da cegueira*. In: Dicionário de Conceitos, Nomes e Fontes para a Inclusão: Humanizar a Vida em Cidadania e no Prazer Solidário de Existir. Almada/Portugal: EDLARS – Educomunicação e Vida; pp. 103 (Em distribuição pela Amazon/Espanha).

WEINHOLTZ, Fernando Bivar (2018b). *Ergoftalmologia*. In: Dicionário de Conceitos, Nomes e Fontes para a Inclusão: Humanizar a Vida e no Prazer Solidário de Existir. Almada/Portugal: EDLARS – Educomunicação e Vida; pp. 236 (Em distribuição pela Amazon/Espanha).

WEINHOLTZ, Fernando Bivar (2018c). *Terminologia para as deficiências da acuidade visual*. In: Dicionário de Conceitos, Nomes e Fontes para a Inclusão: Humanizar a Vida em Cidadania e no Prazer Solidário de Existir. Almada/Portugal: EDLARS – Educomunicação e Vida; pp. 652-653 (Em distribuição pela Amazon/Espanha).

LISTA DOS PRINCIPAIS LIVROS E REVISTAS DO AUTOR PUBLICADOS

Em 2018:

Cantinho Itinerante do Escritor: Espontaneidade na poesia e no Verso Branco. 2ª Edição. Almada/Portugal: EDLARS – Educomunicação e Vida (Em distribuição pela Amazon/Espanha).

Dicionário de Conceitos, Nomes e Fontes para a Inclusão: Humanizar a Vida em Cidadania e no Prazer Solidário de Existir. [Coautor, Organizador e Diretor Científico]. Almada/Portugal: EDLARS – Educomunicação e Vida (Em distribuição pela Amazon/Espanha).

História Breve dos Meios de Comunicação: Da Imanência Pensante à Sociedade em Rede. 2ª Edição. Almada/Portugal: EDLARS – Educomunicação e Vida (em distribuição pela Amazon/Espanha).

Guia de Intervenção Precoce na Disfunção Visual: Teoria e Prática em Educomunicação e Cultura na Família e na Sociedade. Almada/Portugal: EDLARS – Educomunicação e Vida (Em distribuição pela Amazon/Espanha).

Safras da Olhalva (Romance). 2ª Edição. Almada/Portugal: EDLARS – Educomunicação e Vida (Em distribuição pela Amazon/Espanha).

Em 2017:

Comunicação Inclusiva em Intervenção Precoce na Infância: Desafios e Propostas. [Coautor, Organizador e Diretor Científico]. Lisboa: Edições Universitárias Lusófonas/ULHT (Em distribuição pela Amazon/Espanha).

Dicionário de Conceitos, Nomes e Fontes na Deficiência em Geral. [Coautor, Organizador e Diretor Científico].

Almada: EDLARS - Educomunicação e Vida (Formato eletrónico com o ISBN 978-972-95206-8-6). PDF no Blog: deodatoguerreiro.blogspot.pt.

Para Al-Balad... Letras e Tintas no Alentejo. Almada: EDLARS - Educomunicação e Vida (Edição patrocinada pela Câmara Municipal de Santiago do Cacém, Junta de Freguesia de Alvalade Sado e Casa do Povo de Alvalade Sado).

Pensamentos: Cronologia I. Almada: EDLARS - Educomunicação e Vida (Suporte eletrónico com o ISBN 978-972-95206-9-3). Formato PDF no Blog: deodatoguerreiro.blogspot.pt.

Em 2016:

Atas do Congresso Internacional Comunicação e Luz [Coautor] / Madalena Oliveira e Sílvia Pinto (Org.). Braga: CECS da Universidade do Minho, formato eBook, 335 páginas; ISBN 978-989-8600.

Cantinho Itinerante do Escritor: Espontaneidade na Poesia e no Verso Branco. 1ª Edição. Almada: EDLARS – Educomunicação e Vida.

Safras da Olhalva (Romance). 1ª Edição. Almada: EDLARS – Educomunicação e Vida.

Em 2015:

Abril: 40 Anos [Coautor] / Associação Portuguesa de Escritores. Lisboa: Âncora Editora.

Em 2014:

História Breve dos Meios de Comunicação: da Imanência Pensante à Sociedade em Rede. (1ª Edição. Almada: EDLARS - Educomunicação e Vida (Com apoio do CIC-Digital/CICANT/ULHT).

Grito da Boa Fortuna: Ficção Melodramática Perfumada de Comédia e Ameaçada de Tragédia. Lisboa: Chiado Editora.

Em 2012:

Comunicação e Cultura Inclusivas. Lisboa: Edições Universitárias Lusófonas/ULHT (Com apoio do CICANT, FCT e Ministério da Educação).

Livro de Atas do LIC'12 [Coautor] – Lusofona International Congress: Perspetivas Internacionais. ISLA-Gaia, Portugal: Editores António Lencastre Godinho e José Joaquim Moreira.

Em 2011:

Comunicar e Interagir: Um Novo Paradigma para o Direito à Participação Social das Pessoas com Deficiência. [Coautor, Organizador e Diretor Científico]. Lisboa: Edições Universitárias Lusófonas/ULHT (Com apoio da FCT).

Para Alvalade com Amor. [Coautor, Organizador e Diretor]. Almada: ADG/EDLARS (Edição patrocinada pela Casa do Povo de Alvalade do Sado).

Literacia Braille e Inclusão: Para um Estudo Histórico-Cultural e Científico da Tiflografia, Tiflologia,

Infotecnologia e Equipamentos Culturais em Portugal. Lisboa: Câmara Municipal - DMC/GRC.

Em 2003:

Mãos que Lêem: Testemunhos a Louis Braille / Comissão de Braille. [Coautor]. Lisboa: Minerva.

Glossário Luso-Brasileiro sobre o Braille. [Coautor e Coordenador]. Lisboa: Secretariado Nacional para a Reabilitação e Integração das Pessoas com Deficiência - Comissão de Braille.

Em 2001:

Nas Asas dos Sentidos. Almada: EDLARS.

Em 2000:

Para uma Biblioteca Universal: Biblioteca e Sociedade Inclusivas. [Brochura]. Lisboa: Unidade de Investigação em Motricidade Humana do Instituto Jean Piaget.

Para uma Nova Comunicação dos Sentidos: Contributos da Tecnologização da Tiflografia para a Ampliação dos Processos Comunicacionais. Lisboa: Secretariado Nacional para a Reabilitação e Integração das Pessoas com Deficiência (Galardoado em 2000 com o Prémio de Mérito Científico "Maria Cândida da Cunha" do mesmo Secretariado Nacional, atual Instituto Nacional para a Reabilitação, I.P.).

Em 1999:

As Vantagens da Tecnologização da Tiflografia: Contributos Tiflológicos para um Alargamento do Paradigma Comunicacional [Tese de Doutoramento em Ciências da Comunicação, na Especialidade Comunicação e Cultura, defendida na Universidade Nova de Lisboa no dia 28 de Janeiro de 1999]. Lisboa: Faculdade de Ciências Sociais e Humanas da UNL, entregue para defesa em Julho de 1998. (Galardoada em 2000 com o Prémio de Mérito Científico "Maria Cândida da Cunha" do Secretariado Nacional para a Reabilitação e Integração das Pessoas com Deficiência, atual Instituto Nacional para a Reabilitação, I.P.)

Em 1997:

Bouquet de Antinomias: a um Mundo Novo, Vivo, Livre e São. Almada: EDLARS.

Em 1990-2000:

«**Dinamização Cultural: Revista Áudio/Digital da Câmara Municipal de Lisboa**». [Fundador, Diretor e Coautor]. Lisboa: Pelouro da Cultura / Gabinete de Referência Cultural, 1991-2000.

(Os 112 números publicados estão disponíveis nos suportes áudio/cassete e digital/CD no Gabinete de Referência Cultural - Pólo Interactivo de Recursos Especiais da Câmara Municipal de Lisboa).

Em 1989:

Eu-Criança: Pequenos Contos para Pensar. Almada:

EDLAR. (Texto distinguido com "Menção Honrosa", em 1987, nos "Jogos Florais" Comemorativos do 60º Aniversário da Associação de Cegos Luís Braille, hoje integrada na ACAPO).

Em 1986:

Vigília: Prosa e Poesia. Lisboa: Edições Caso.

www.ingramcontent.com/pod-product-compliance
Lightning Source LLC
Chambersburg PA
CBHW071632220526
45469CB00002B/577